四川省社科联科研课题
重庆金阳集团热情支持

巴蜀名医遗珍系列丛书

主编 马烈光

熊寥笙中医难症诊治心得录

熊寥笙 著

中国中医药出版社

·北京·

图书在版编目（CIP）数据

熊寥笙中医难症诊治心得录 / 熊寥笙著 . —北京：中国中医药出版社，2016.10（2020.11 重印）

（巴蜀名医遗珍系列丛书）

ISBN 978-7-5132-1284-7

Ⅰ . ①熊…　Ⅱ . ①熊…　Ⅲ . ①疑难病—中医治疗法

Ⅳ . ① R242

中国版本图书馆 CIP 数据核字（2016）第 225681 号

中国中医药出版社出版

北京经济技术开发区科创十三街 31 号院二区 8 号楼

邮政编码　100176

传真　010 64405750

廊坊市祥丰印刷有限公司印刷

各地新华书店经销

开本 880×1230　1/32　印张 5.5　字数 131 千字

2016 年 10 月第 1 版　2020 年 11 月第 4 次印刷

书号　ISBN 978 - 7 - 5132 - 1284 - 7

定价　35.00 元

网址　www.cptcm.com

如有印装质量问题请与本社出版部调换（010-64405510）

版权专有　侵权必究

社长热线　010 64405720

购书热线　010 64065415　010 64065413

微信服务号　zgzyycbs

书店网址　csln.net/qksd/

官方微博　http://e.weibo.com/cptcm

淘宝天猫网址　http://zgzyycbs.tmall.com

出版者言

　　《名医遗珍系列》旨在搜集、整理我国近现代著名中医生前遗留的著述、文稿、讲义、医案、医话等等。这些文献资料，有的早年曾经出版、发表过，但如今已难觅其踪；有的仅存稿本、抄本，从未正式刊印、出版；有的则是家传私藏，未曾面世、公开过，可以说都非常稀有、珍贵。从内容看，有研习经典医籍的心悟、发微，有个人学术思想的总结、阐述，有临证经验的记录、提炼，有遣方用药的心得、体会，篇幅都不是很大，但内容丰富多彩，各具特色，有较高的学术和实用价值，足资今人借鉴与传承。

　　寻找、搜集这些珍贵文献资料是一个艰难、漫长而又快乐的过程。每当我们经过种种曲折得到想要的资料时，都如获至宝，兴奋不已，尤其感动于这些资料拥有者的无私帮助和大力支持。他们大都是名医之后或其门生弟子，不仅和盘托出，而且主动提供相关素材、背景资料，很多人还亲自参与整理、修订。他们的无私品质和高度责任感，也激励、鞭策我们不畏艰难，更加努力。

有道是"巴蜀自古出名医"。巴蜀大地，山川俊秀，物产丰富独特，文化灿烂悠久，不仅群贤毕集，而且名医大家辈出，代有传人，医书诊籍充栋，分量十足，不愧为"中医之乡，中药之库"。因此，我们特别推出《巴蜀名医遗珍系列丛书》，精心汇集了陈达夫、吴棹仙、李斯炽、熊寥笙等16位现代已故巴蜀名医的珍贵遗著、文稿，以展现巴蜀中医的别样风采。尤其值得一提的是，此次由巴蜀名中医马烈光教授亲任主编，年逾九旬的中医泰斗李克光教授担纲主审，确保了这套丛书的高品质和高水平。另外，还有相当部分的巴蜀名医资料正在搜集整理中，会在近期集中出版。

今后，我们还将陆续推出类似的专辑。真诚希望同道和读者朋友提出意见，提供线索，共同把这套书做成无愧于时代的精品、珍品。

中国中医药出版社

2016 年 8 月 4 日

前言

　　自古以来，以重庆为中心所辖地区称为"巴"，以成都为中心的四川地区称为"蜀"，合称"巴蜀"或"西蜀"。隋代卢思道曾云："西蜀称天府，由来擅沃饶。"巴蜀大地，不仅山川雄险幽秀，江河蜿蜒回绕，物产丰富独特，而且文化灿烂悠久，民风淳朴安适，贤才汇聚如云。现代文学家郭沫若曾谓："文宗自古出西蜀。""天府"巴蜀，不仅孕育出了大批横贯古今、闪耀历史星空的大文豪，如汉之司马相如、扬雄，宋之"三苏"等，也让"一生好入名山游"的李白、杜甫等恋栈不舍。

　　更令人惊叹者，巴山蜀水，不仅群贤毕集，复名医辈出，代有传人。早在《山海经》中已有"神医"巫彭、巫咸，其后，汉之涪翁、郭玉，唐之昝殷、杜光庭，宋之唐慎微、史崧，清之唐宗海、张骥、曾懿等，举不胜举。尤其在近现代，名噪一时的中医学家，如沈绍九、郑钦安、萧龙友、蒲辅周、冉雪峰、熊寥笙、李重人、任应秋、杜自明、李斯炽、吴棹仙等，均出自川渝巴蜀。如此众多出类拔萃的中医前辈名宿，其医德、医术、医学著述、临床经验、学术思想及治学方法，都是生长、开放在巴蜀这块大地上的瑰丽奇葩，为我国中医药事业的发展增添了光辉篇章，是一份十分值得珍惜、借鉴和弘扬的、独具特色的宝贵民族文化遗产和精神财富。

"自古巴蜀出名医"，何也？

首先，巴蜀"君王众庶"历来重视国学。巴蜀地区历史文化厚重，广汉三星堆、成都金沙遗址等，不断有考古学新发现揭示着本地文化的悠久。西汉之文翁教化为巴蜀带来了中原的儒道文化，使巴蜀文化渐渐融入了中华文化之中。而汉之司马相如、扬雄之文风，又深深体现着巴蜀文化的独特性。巴蜀人看重国学，文风颇盛，即使在清末民国之初，传统文化横遭蹂躏时，巴蜀仍能以"国学"之名将其保留。另外，蜀人喜爱易学，宋朝理学家程颐就说"易学在蜀"，体现出易学是巴蜀文化的重要特征。"医易同源"，易学在巴蜀的盛行，使巴蜀中医尤易畅晓医理并发挥之。就这样，巴蜀深厚的文化底蕴为生于斯、长于斯的巴蜀中医营造了一块沃土，提供了丰厚的精神濡养。

其次，巴蜀地区中医药资源得天独厚。四川素有"中药之库"的美称。仅药用植物就有 5000 余种，中药材蕴藏量、道地药材种类、重点药材数量等，均居全国第一位。"工欲善其事，必先利其器"，有了丰富的中药材资源，巴蜀中医就有了充足的"利器"，药物信手拈来，临床疗效卓著，医名自然远扬。

　　最后，巴蜀名山大川众多，风光旖旎，道学兴盛，道教流派颇多，"仙气"氤氲。鲁迅先生曾谓"中国文化的根柢全在道教"，道学、道教与中华文化的形成有着密切的关系，与中医学更具"血肉联系"。于道而言，史有"十道九医"之说；于中医而言，中医"至道"中有很大部分内容直接源于道，不少名医精通道学，或身为道教中人，典型者如晋代葛洪及唐代孙思邈。巴蜀地区，道缘尤深。且不说汉成帝时，成都严君平著《老子注》和《道德真经指归》，使道家学说系统化，对道学发展影响深远。仅就道教名山而言，"蜀国多仙山"，如四川大邑县鹤鸣山为"道教祖庭"，东汉张道陵于此倡"正一盟威之道"，标志着道教的形成；青城山为道教"第五洞天"，至今前山数十座道教宫观完好保留；

峨眉山为道教"第七洞天",今仍保留有诸多道教建筑。四川这种极为浓厚的道学氛围,洵为名医成长之深厚底蕴。

自古巴蜀出名医,后人本应承继其学,发扬光大。然而,即使距今尚近的现代巴蜀名医,其学术经验的发掘整理现状堪忧。有的名医经验濒于失传;有的以前虽然发表、出版过,但如今难觅其踪;间或有一些得以整理问世,也多由名医门人弟子完成,呈散在性,难保其全面、系统、完善。如现代已故巴蜀名医中,成都李斯炽、重庆熊寥笙、达县龚益斋、大邑叶心清、内江黄济川、三台宋鹭冰等,这些医家,虽有个人专著行世,但一直缺乏一套丛书将其学验进行系统汇总与整理。

此外,现有的名医经验整理专著,多将其学术思想和临床经验分册出版,较少赅于一书,全面反映名医的学术特点。而有些名医在生前喜手录医悟、医论与医方、医案,因未得出版,遂留赠门人弟子,几经辗转,终濒临失传。如20多年前去世的名医彭宪彰,虽有《叶氏医案存真疏注》一书于1984年出版,但此书仅为几万字的注解性专著,只反映了彭老在温病学方面的学术成就。而他利用业余时间,手录的大量临床验案，至今未得到全面发掘整理，近于湮没无闻，遑论出版面世。痛夫！这些乃巴蜀杏林的巨大损失！

吾从小跟名师学中医，于20世纪60年代末参加医疗卫生工作，70年代在成都中医学院毕业留校从事医、教、研工作至今。在此期间，与许多现代巴蜀名医熟识，常受其耳提面命和谆谆教诲。几十年来，深感老前辈们理用俱佳，心法独到，临床卓有良效，遗留资料内容丰富多彩，具有颇高的学术和应用价值，若不善加搜集整理，汇总出版，则有绝薪之危。有鉴于此，我们早冀系统搜集整理出版一套现代已故巴蜀名医丛书，这也是巴蜀乃至全国中医界盼望已久的大事。适逢中国中医药出版社亦有此意愿，不谋而合，颇为相惜。此套丛书的出版幸蒙年逾九旬的巴蜀中医泰斗李克光教授垂青、担纲主审，并得到了国家中医药管理局、四川省中医药管理局、重庆市中医药管理局、四川省中医药科学院、成都中医药大学等的政策支撑，以及重庆金阳等企业的资金支持。尚得到不少名医之后或其门生弟子主动提供文献资料和相关素材之鼎力相助，更因成功申报为四川省社科课题而顺利完成了已故巴蜀现代名医存世资料的搜集、整理研究工作。对此，实感幸甚，诚拜致谢！

恰逢由科技部、国家中医药管理局等 15 个部委主办的"第五届中医药现代化国际科技大会"在成都隆重召开及成都中医药大学 60 年华诞之际，双喜临门，盛事"重庆"，愿以是书为贺，昭显巴蜀中医名家近年来的成果，尤可贻飨同道，不亦快哉！

丛书付梓之际，抚稿窃思，前辈心法得传，于弘扬国医，不无小益，理当欣喜；然仍多名医无继，徒呼奈何！若是丛书克竟告慰先贤，启示后学之功，则多年伏案之苦，亦何如也！

纸牍有尽，余绪不绝，胪陈管见，谨作是叙！并拟小诗以纪之：

巴蜀医名千载扬，济赢获安久擅长；

川渝杏林高寿日，岐黄仁术更辉煌。

丛书主编　马烈光

2016 年 8 月于成都中医药大学

内容提要

　　熊寥笙（1905—2010），重庆名老中医，从事中医70余春秋，医理精深，医技精湛，医德高尚，重庆中医界有口皆碑。他一生喜读《内》《难》二经，精通《伤寒论》《金匮要略》及《温病条辨》等中医经典，对温病惊、厥、闭、脱等危重症的辨证及治疗论述尤深，善用经方治病。当年找他看病的患者排成长龙，熊老双手号脉，每天诊病百余人，在中医院里堪称一绝。

　　本书真实记载了熊老60年诊治疑难病症的经验，总共134例临证实录，涉及内、外、妇、儿、五官、皮肤等科近40种难症的辨证施治，有案有论，论述简要，引证确切，经验独到，体会深刻；对桂枝汤、麻黄汤和外感、咳嗽、黄疸、水肿等方证还有精辟专论。此外，还公开了一些治疗难症的秘方秘法，非常珍贵。

熊寥笙小传

　　熊寥笙，名寂，以字行，蜀东巴县人。生于 1905 年。弱冠，学医于同乡马祖培先生。1930 年，悬壶渝州。次年，遥从黄溪陈无咎先生主办之丹溪学社，私淑于陈师之门。斯时汪伪政权消灭中医中药之声甚嚣尘上，曾在渝主编《国医月刊》及《国医周刊》于《新蜀报》副刊上，宣传祖国医学，拯救中医危亡。1949 年西南解放，参加西南卫生部工作。1954 年，调任重庆市卫生局中医科科长，先后着力创办市第一、二中医院。1964 年迄今，任中医研究所 (原副所长) 研究员。著有《常用中草药七百味歌括》《伤寒名案选新注》及《熊寥笙临证治验回忆录》等。

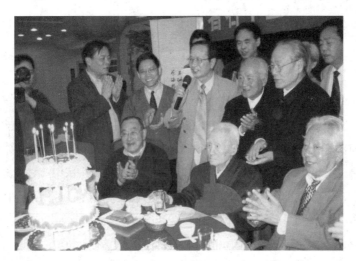

熊寥笙百岁庆典（马有度教授提供）

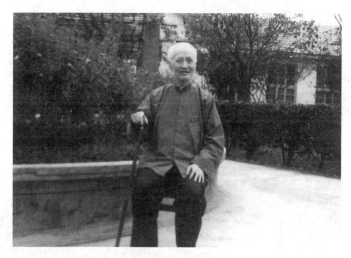

熊寥笙晚年像（陈先赋副研究员提供）

目录

I 内科 001

外感 002

桂枝汤治太阳中风 002

桂枝汤治太阳中风变证 003

桂枝汤治太阳中风重证 004

桂枝汤治太阳中风误用辛凉不解 005

桂枝汤加味治太阳中风误下 006

桂枝加葛根汤治太阳病项背强痛 007

附：论桂枝汤的运用 007

麻黄汤治春月伤寒 011

附：论麻黄汤的运用 011

小柴胡汤治虚人外感 013

咳嗽 015

麻杏石甘汤治寒包热壅阻肺经咳嗽 015

麻黄加术汤治感湿咳嗽 016

润肺汤加味治肺燥咳嗽 017

泻白散加味治火热咳嗽 018

二陈汤加味治湿痰咳嗽 019

逍遥散合半夏厚朴汤治肝郁气滞咳嗽 020

五味异功散加味治脾虚肺金失养久咳 021

大承气汤加味治阳明燥实咳嗽 022

小柴胡汤治少阳郁火咳嗽 022

小青龙汤治外寒内饮咳嗽 023

百日咳饮治顿咳 024

附：咳嗽论治 024

喘病 031

肾气汤治肾阳虚气失摄纳气喘 031

苓桂术甘汤加味治脾肾阳虚水停气逆喘促 031

惊悸 033

复脉汤合瓜蒌薤白白酒汤加味治心气虚
气滞瘀阻心悸 033

天王补心丹加减治心阴虚心悸重证 034

瓜蒌薤白白酒汤加味治心血瘀阻胸痹 035

温胆汤加味治心气虚夹痰热心悸 035

失寐 037

栀子豉汤加味治失眠重证 037

杞菊地黄汤治心肾阴虚头晕失眠 037

归脾汤加减治心脾两虚心悸失眠 038

鸡子黄连阿胶汤加味治阴虚阳亢心烦不眠 039

安神定志汤加味治心虚胆怯失眠 039

温胆汤加味治痰湿壅阻胃中不和失眠 040

朱砂安神汤加味治心火亢盛失眠 041

人参养荣汤加味治思虑过度心脾两虚健忘 041

阳痿遗精 043

右归饮治肾阳虚阳痿遗精 043

类中风 044

羚羊钩藤汤治类中风 044

天麻钩藤饮加减治中风半身不遂 044

眩晕　046

逍遥散加减治血虚肝郁眩晕　046

天麻钩藤饮治肝阳上亢眩晕　046

二至丸加味治肾阴亏损头晕　047

真武汤治阳虚头晕　048

六味地黄汤治肝肾阴虚头晕　049

肾气汤加味治肾阴阳两虚头晕　049

和肝汤治头痛头晕　050

痹病　051

防风汤加减治风痹　051

乌头汤治寒痹　051

薏苡仁汤治湿痹　052

桂枝白虎汤加味治热痹　053

身痛逐瘀汤治气血虚弱瘀阻经络痹痛　054

黄芪桂枝五物汤加味治久痹　054

胃痛吐酸　056

瓜蒌薤白半夏汤加减治胃脘痛　056

四逆散加味治肝胃不和胃痛　057

桂附理中汤治脾胃虚寒疼痛　058

逍遥散加减治肝郁脾虚胃痛　058

香砂枳术丸加味治脾虚食积胃痛　059

呕吐　061

小柴胡汤治少阳中风呕吐　061

小柴胡汤治呕吐不止　062

便秘 063

更衣丸治老年精血不足便秘 063

黄芪汤治气虚便秘 063

黄疸 065

茵陈蒿汤加味治阳黄热重于湿 065

茵陈五苓散治阳黄湿重于热 066

麻黄连翘赤小豆汤治外有寒邪内蕴湿热黄疸 066

犀角地黄汤加味治急黄 067

小建中汤治中气不足虚黄 068

香砂六君汤治黄疸日久脾虚湿困 068

逍遥散加味治黄疸后期肝气郁结 069

二至丸加味治肝阴虚肝功失常 070

茵陈玉露饮治酒疸 070

甘露消毒丹治热毒与湿浊搏结黄疸 071

茵陈四逆汤治阴黄 072

附：黄疸论治 073

积聚癥瘕 079

疏肝理脾汤治早期肝硬化 079

水肿 080

麻杏五皮饮治肺失宣降脾虚湿阻水肿 080

实脾饮治脾阴虚衰湿阻水肿 081

真武汤治肾阳虚水不化气水肿 082

大补元煎治肾阴虚水肿 083

附：水肿论治 084

小便失禁 089

六味地黄汤加减治小便失禁 089

补中益气汤合生脉散治小便失禁 089

癃闭 091

滋肾丸治关格小便不通 091

升陷汤加减治气虚下陷小便不通 091

淋证 093

小蓟饮子加味治血淋 093

石韦散加减治石淋 093

补中益气汤治气淋 094

鹿角地黄汤治膏淋 094

六味地黄汤加味治劳淋 095

头痛 097

清震汤治雷头风 097

补中益气汤加味治气虚头痛 097

四物汤加味治血虚头痛 098

六味地黄汤加味治肾阴虚头痛 099

二陈汤加味治痰湿头痛 099

六味地黄汤合四物汤治头风 100

胁痛 102

香附旋覆花汤治痰饮胁痛 102

柴胡疏肝汤治肝郁胁痛 102

一贯煎加味治肝肾阴虚胁痛 103

小柴胡汤加减治邪聚少阳胁痛 104

控涎丹治两胁作痛 104

腹痛 106

芍药甘草汤治血虚腹痛 106

逍遥散合失笑散加味治气滞血瘀腹痛 106

四逆汤加味治阳衰感寒腹痛 107

通脉四逆汤加味治少阴肾气虚寒脐痛 107

腰痛 109

肾气丸合青娥丸治肾阳虚腰痛 109

肾着汤治寒湿着肾腰痛 109

六味地黄汤治肾阴虚腰痛 110

活血舒络汤治瘀阻经络腰痛 110

郁病 112

越鞠丸治气郁食滞肝胃气痛 112

逍遥散加味治暴怒伤肝寒热往来 113

半夏厚朴汤治气郁痰结梅核气 113

甘麦大枣汤合白金丸加味治脏躁 114

附：郁证论治 116

疟疾 118

小柴胡汤治少阳正疟 118

桂枝汤加味治风疟 118

秘传化疟丹加味治温疟 119

II　妇产科 121

月经不调 122

四物汤加减治阴血虚损月经愆期 122

　　四物汤加味治寒凝血滞月经失调　　122

　　四物汤合失笑散加味治血瘀气滞月经不调　　123

痛经　　125

　　血府逐瘀汤加减治血瘀气滞痛经　　125

　　血府逐瘀汤加减寒邪凝滞痛经　　125

崩漏　　127

　　奇效四物汤加味治血崩　　127

带下　　128

　　完带汤加减治脾虚寒湿停滞带下　　128

　　加味二妙散治湿热带下　　128

乳汁不通　　130

　　自制归芪通乳汤治新产妇乳汁不通　　130

产后感冒　　131

　　桂枝麻黄各半汤治产后发热　　131

　　桂枝汤治产后过服辛凉剂汗出不止　　131

　　柴胡桂枝汤治产后太阳少阳合病　　132

　　小柴胡汤治产后气血虚弱感冒　　133

　　附：产后感冒论治　　133

Ⅲ　儿科　　137

麻疹　　138

　　麻杏石甘汤治麻疹内陷危证　　138

Ⅳ　五官科 141

鼻渊 142
　　小柴胡汤治鼻渊 142
喉痛 143
　　桔梗汤加味治咽喉梗阻疼痛 143
　　麻杏石甘汤治风火喉痛 144
牙痛 145
　　大补阴丸加味治肾虚阴火上炎牙痛 145
　　清胃散加减治风火牙痛 146

Ⅴ　皮肤科 147

瘾疹 148
　　麻黄四物汤化裁治瘾疹 148
疣子 149
　　硫黄散治面疣 149

I

内科

外　感

桂枝汤治太阳中风

张某，男，17 岁。

1930 年，予任巴县中学校校医，时届冬月，学生多患外感，有伤寒、有中风，各因体质之强弱及受邪不同，患病各异，有轻有重。一日下午，一同学扶张某来校医室看病。症见头连项强痛，自汗出，发热，恶风，舌质正常，苔薄白有津，脉浮弱，不数。予曰：此太阳中风证，为表虚之候。治宜用经方桂枝汤温通卫阳，解肌发汗。

桂枝 9g，白芍 9g，炙甘草 6g，生姜 9g，大枣 9g。

二剂，水煎，分三次服，每日一剂。

药后漐漐汗出，诸症俱减。二日后复诊：已能自己行动，不需人搀扶。询其尚有何症？曰：觉人晕，四肢乏力，仍微恶风。因思仲景《伤寒论》第 10 条云"风家表解而不了了者，十二日愈"之训，续投玉屏风散两剂以善后。

防风 6g，白术 12g，黄芪 18g，甘草 3g。

二剂，水煎，分三次服，每日一剂。

诊治心得：本案桂枝汤证，即太阳中风证。城市中人麻黄证少见，桂枝证则较多。太阳中风，发热汗出，此为营弱卫强，故使汗出。自汗与发汗迥别，自汗乃营卫相离，发汗使营卫相合，自汗伤正，发汗驱邪，故桂枝汤为解肌发汗圣药。《伤寒论》原文第 95 条云："太阳病，发热汗出者，此为营弱卫强，故使汗出，欲救邪风者，宜桂枝汤。"本条为仲景自注桂枝汤之功效，故患者服之而病愈。

巴蜀名医遗珍系列丛书

桂枝汤治太阳中风变证

李某，男，17岁。

患者为一学生，家住南岸。星期六下午回家休息，星期日即感头昏痛不适。星期一凌晨，过江赶来学校上课。季冬天气，北风凛冽，遂感寒而痛加重。来校医室就诊，诉昨日觉头昏痛，颈部有不适感，以病不重，仍勉强支持上课。今日星期二，觉头痛加剧，项连背强直不舒，俯仰困难，行动转身都不便，汗出，发热，怕风。脉诊：浮缓，举之有余，按之不足。舌诊：舌不红，苔薄白润泽。予曰，时值季冬，病为太阳中风证。太阳经脉起于目内眦，上额发巅，其支者，从巅至耳上角，其直者，从巅入络脑，还出别下项。风邪入侵，太阳首当其冲，故头痛为必有之症。今头连项面痛，为风邪由太阳经脉自上而下，进一步深入，致经气不舒，项背拘急强直，所以今日病较昨为剧。法宜解肌以祛风，生津以柔润筋脉，拟桂枝加葛根汤治之：

桂枝 6g，炒白芍 6g，炙甘草 6g，生姜 9g，大枣 9g，葛根 18g。

二剂，水煮，分三次服，每日一剂。医嘱：药须温服，服后覆取微汗，不须啜粥。三日讯其病情，谓服一剂后，病已减半，二剂服完，病愈。

诊治心得：本案为桂枝汤之变证，示人以临证用药之机要，以广桂枝汤之应用。运用古方，药症相对，丝丝入和，则不必加减，若证与药有出入，有一药不对证，则必须加减，灵活化裁，药随病变。桂枝汤类，共有十九方，除桂枝汤外，其余十八方，均系桂枝汤加减而成，谓经方不可加减者，盖未深研《伤寒论》耳。

桂枝汤治太阳中风重证

陆某，男，40岁。

患者为一公务员，因公出差，清晨乘船过江，衣着单薄，时值初冬，遂感冒。翌日公毕回家，自购参苏丸一瓶，约18克，服之未愈。旋即去某西医院服解热剂效亦不显，至第四日来中医院就诊。自诉：头后枕部连项疼痛，转动不自如，如失枕状；怕风，须紧闭窗户；兼自汗出、发热、肌肉触之觉痛。诊脉：浮缓。舌象：舌不红，苔薄白。病属外感无疑，参苏丸为治老年体虚感冒，内有痰滞胸闷，咳嗽痰多的对症药。今病员之所患非一般伤风，乃太阳中风证也。凡邪伤卫，入于肌腠，故恶风特甚，四肢肌肉触之即痛，为其特征。因而以桂枝汤解肌发汗，调和营卫，为贴切治法。

桂枝9g，炒白芍9g，炙甘草6g，生姜9g，大枣9g。

二剂，水煎，分三次服，每日一剂。

医嘱：服药后啜热稀粥一碗以助药力，温覆取微似汗出。第三日来诊，询其服药后情况。谓如法服药一剂，即汗出病减大半，二剂服完，即感一身轻快。现仅觉精神不振，胃口欠佳，拟五味异功散加味以调理之。

诊治心得：本案及张案桂枝证（太阳中风证）同一病形，唯症状略有轻重之不同耳。桂枝证之发热汗出，稍不小心，即易与"温病之发热汗出"相混。辨证要点：中风发热，汗出恶风，脉浮缓；温病发热、汗出，不恶寒，反恶热，脉浮数。辨证准确，又要遣方用药，有胆有识，敢于"有是证，便用是药"，不要犹豫不决。

桂枝汤治太阳中风误用辛凉不解

唐某，女，70岁。

述患外感已十日，头痛恶寒，精神困疲，胃纳不佳。初未就医服药，延至第三日，始就某中医诊治。医谓年老之体，多属阴虚，虽时届冬月，恐难胜辛温发表之剂，拟银翘散三剂加减为治，并谓银翘散凉中有辛，亦可疏表。第一剂服后，未见好转。接服第二剂，头痛恶寒更甚，以为日久病重药轻，药力未到，又将第三剂尽服之，病益加剧，竟至不起。因人介绍，特来就诊。症见头项强痛，恶风（头戴皮帽，身着重裘），发热汗出，口不渴，大小便正常，脉浮缓。舌质淡，少苔，润泽。予曰：病为太阳中风，非外感风热，服银翘散，此误也。风邪不去，反为辛凉药所遏，故病益加剧。《伤寒论》原文第6条云："太阳病，发热而渴，不恶寒者为温病。"今恶风（同恶寒）如此之甚，虽发热，自觉毫无恶热感，更无口渴现象，脉亦不数，虽冬月亦有冬温，而此实非温病银翘散证。脉症合参，明明是一个桂枝证摆在眼前，遂疏方用桂枝汤祛风解肌，调和营卫为治。

桂枝9g，炒白芍9g，炙甘草6g，生姜9g，大枣9g。

三剂，水煎，分三次服。每日一剂。

医嘱：经云："发表不远热。"此方辛温解肌，既治病，又救银翘散之误。病属表虚中风，虽已经过十一日，但未化热，未传变，更无阴虚证象，年虽高，但有是证，便用是药。患者唯唯，遂执方而去。后四日复诊，谓服药尽三剂，即汗出病解，近半月之病，三剂而愈，言下深表感谢！

诊治心得：桂枝汤为治疗太阳中风，表虚自汗，发热恶风的对证良药。医者不知辨证，妄谓近世无桂枝证，桂枝汤无用，不能治病。有清以来，多习用辛凉方剂，桂枝汤不但医家不敢用，病家亦多不敢服。一般辛凉之剂，如桑菊、银翘，服之平平，不见功过，医者易于藏拙，病人亦多乐用，认为吃了总不坏事。辛温之剂，对证则收效速，误用亦反应快，医家病家，都敬而远之。本案患者，服银翘致误，回忆此案，良深感慨！

桂枝汤加味治太阳中风误下

苏某，男，43岁。

述感冒风寒后，因饮食不节，多食面食，心下痞闷难过，又发热恶寒。昨日就某医诊治，谓为食积，用大黄下之。今日脘腹痛甚，按之稍减，恶寒加甚，特来就诊。症见头痛发热，汗出恶风，腹满而痛，食不下，脉浮弱无力，苔薄白。予曰：本太阳中风证，法当汗解，医误下之，邪入于里，乃脾虚作痛，此有表复有里也，不可误认为食积而再下，宜桂枝汤加味治之，解表和里，升举阳邪为治。

桂枝9g，酒炒白芍18g，炙甘草6g，大枣9g，生姜9g，神曲9g。

三剂，水煎，分三次服。每日一剂。

药后表解热退，饮食渐进，腹痛亦愈。

诊治心得：本案亦属太阳桂枝变证。医者不明主症，妄听病人之言，误认为面食积滞而下之，邪陷太阴，腹满而痛，食不下，发热汗出，故于桂枝汤加白芍9g以收太阴之阴，桂枝解下陷之表，甘草缓中，偕白芍以止腹痛，生姜散邪以治腹满，共奏益脾调中之效，此用阴和阳法也。桂枝汤本为太阳中风表虚解肌发汗剂，但太阴病如见表证脉浮者，亦可用桂枝汤解肌发表，以太阴为三阴之表，主开，不全主里。脉浮者，病在表，可发汗，宜桂枝汤，从阴出阳，此桂枝汤之又一变证也。

桂枝加葛根汤治太阳病项背强痛

李某，男，18 岁。

时值季冬，一日突变严寒，北风凛冽，未及时加衣，遂感寒致病。自述：昨日感头昏痛，颈项不舒；今日头痛加重，项连背强直作痛，俯仰不自如，行动亦感困难，并发热，汗出，恶风。予诊其脉浮缓无力，苔薄白，舌质不红。曰："时值冬季，病为太阳中风证。"今头连项背而痛，为风邪由太阳经脉自上而下，进一步深入，致经气不舒，而项背拘急强直，所以病情较昨日加剧。法宜解肌以祛风，生津以柔润筋脉。拟桂枝加葛根汤主之。

桂枝 6g，白芍 6g，炙甘草 6g，生姜 9g，大枣 9g，葛根 24g。

三剂，水煎，分三次温服，每日一剂。

嘱：药须温服，服后，覆取微似汗，不须啜粥。复诊：药后病减其半，继以原方进退用药，调理而安。

诊治心得：本案为桂枝汤之变证，并示人以随证用药之机要。病因体异，方随病变，故方须加减，不可执一而不知权变。桂枝汤加减共十几方，如能灵活掌握，加减化裁，一方变多方，即可治多种病变。

附：论桂枝汤的运用

桂枝汤证为太阳中风表虚证。《伤寒论》里所说的"中风"，不是猝倒无知的中风（即类中风），而是伤风的意思。但又和一般所说的伤风不同，世俗所谓伤风，不发热，但咳嗽、鼻塞流涕而已。伤风以不发热为轻，发热头痛为重；太阳中风，头痛，发热，汗出，恶风，有六经形证者更重。戴原礼说："轻则为感，重则为伤，又重则为中。"伤风不发热，无传变；中风发热，有传变。故《伤寒论》中的中风证，是伤风的重证，后世的伤风感冒，是中风的轻证。原文第2条云："太阳病，发热汗出，恶风脉缓者，名为中风。"中风由于肌腠疏松，发热汗出，为表虚证；伤寒表闭无汗，为表实证。这里的表虚表实，是相对而言，并不是绝时的虚证。太阳中风，为什么发热汗出？原文第12条云："太阳中风，阳浮而阴弱，阳浮者热自发，阴弱者汗自出。啬啬恶寒，淅淅恶风，翕翕发热，鼻鸣干呕者，桂枝汤主之。"太阳中风出现这一系列症状，总的说来，是由于"卫强营弱"所致。卫为阳，有卫外的功能；营为阴，有营养脏腑的作用。阳在外，阴之使也；阴在内，阳之守也。风邪外袭，卫分受病，则卫阳奋起抗邪，阳盛于外而发热，所谓"阳浮者热自发也"。因卫阳浮盛，所以称为卫强。卫强系以病理而言，实际却为卫弱，如果系生理的卫强，就不会为风邪所侵了。就中风发热的病象而言，因卫强而卫阳浮盛于外，所以中风初起，即有发热现象，不比伤寒初起有未发热的情况。原文第3条云："太阳病，或已发热，或未发热，必恶寒，体痛，呕逆，脉阴阳俱紧者，名为伤寒。"卫既受病，失其卫外开阖的作用，因而营阴不能内守而汗自出，汗出则营弱，所谓"阴弱者汗自出"，汗出肌腠疏松，营阴不足，所以脉浮缓，按之比较软弱，不像伤寒无汗，玄府闭塞，脉象浮紧有力。桂枝汤乃《伤寒论》第一方，治太阳中风证，功能解肌发汗，调和营卫，为滋阴和阳，解肌达表之辛温剂。方中桂枝味辛，性温，色赤入心，温通卫阳，解肌发汗，祛在表之风邪。白芍味酸苦，性微寒，益阴和阳，固在里之营阴。生姜味辛性温，佐桂枝解表。大枣味甘，性温，佐白芍以和营。甘草味甘，性平，合大枣和养胃气，调和诸药，为发汗之资。营行脉中，卫行脉外，卫为阳气所生，营乃阴血所成。经云："水谷之精气，其清者为营，浊者为卫。"气血是体，营卫是用。气血乃先天之名，营卫是后天之号。阴阳贵乎平衡，营卫贵乎协调，平衡协调，是为无病。太阳为六经之外藩，总六经而统营卫，未病以太阳为外卫，已病以太阳为出路，故六经之表证，均从太阳治法。仲景《伤寒论》中，特立桂枝汤证，总六经外感内伤而一以贯之，有深意也。原文第34条云："太阳病，桂枝证。医反下之，利遂不止，脉促者，表未解也，喘而汗出者，葛根黄芩黄连汤主之。"全论398条，其中21条出桂枝汤方，本条特揭出"桂枝证"。可见其重视此证。六经表证从太阳之治有：原文第372条云："下利腹胀满，身体疼痛者，先温其里，乃攻其表，温里宜四逆汤，攻表宜桂枝汤。"此厥阴表证之从太阳治也。原文第29条云："少阴病，八九日，一身手足尽热者，以热在膀胱，必便血也。"此为脏病还腑，由阴出阳，少阴转出太阳之证也。原文第301条云："少阴病，得之二三日，麻黄附子甘草汤微发汗，以二三日无里证，故微汗也。"少阴与太阳相表里，而位最近，二三日而无里证，其邪未深入，可仍从太阳汗解，故云微汗也。原文第276条云："太阴病，脉浮者，可发汗，宜桂枝汤。"此太阴为里之表证，桂枝汤为里之表药，故宜桂枝汤治之。原文第234条云："阳明病，脉迟，汗出多，微恶寒者，表未解也，可发汗，宜桂枝汤。"此阳明病兼太阳表虚，里热未炽之证治。原文第146条云："伤寒六七日，发热微恶风寒，肢节烦疼，微呕，心下支结，外证未去者，柴胡桂枝汤主之。"少阳虽禁汗，但外证未解，有柴胡桂枝证者，仍从太阳少阳证论治。太阳主开，故治太阳病，宜汗、宜温，以复其开，及水化为气之作用。太阳经病宜发汗，但发汗太多则亡阳，筋惕肉𥅻，务宜注意。发汗有两大法：伤寒、中风，辛温解表；温病，辛凉透邪。人身以胃气为本，阳明（胃）为三阴之外护，亦三阳所同赖，故邪在太阳，须借胃液以汗之，故治病必须以胃气为本。伤寒、温病、杂病，均以开郁为先，伤寒表邪，故宜汗解。温病初起，亦须透汗，病变虽不同，总不外一气之通塞，塞则病，通则安，如是而已。但如有因正虚不能托邪外出者，又须补正以托之，不可执一而不知变也。发汗利小便，为治太阳两大法门，汗不解，气不化，则为水，故小便不利者当利，自利者不可利，利之则引热入膀胱，下焦蓄血，其人如狂。利水定三焦之高下，皆所以化太阳之气也。干呕而咳，水入即吐，是水气在上焦，在上者汗而发之，小青龙汤是也。心下痞硬，硬满而痛，是水气在中焦，中满者泻之于内，十枣汤、大陷胸汤是也。热入膀胱，小便不利，是水气在下焦，在下者引而渴之，五苓散是也。综上观之，但得太阳之气化，一汗即无动水、蓄血之患，故太阳病以汗解为第一要义。太阳病发汗未解，桂枝表证仍在者，可更用桂枝汤发汗。但凡用麻黄汤后，可更行桂枝汤，用桂枝汤后，不可更行麻黄汤，以已汗不可复汗，故桂枝汤之用，更为广泛，是以仲景独重之也。桂枝汤虽为太阳中风表虚证之圣药，但用之不当，亦贻害无穷。桂枝汤系辛温解肌剂，为温病里有热之大忌，故王叔和在《伤寒序例》中特别提示："桂枝下咽，阳盛则毙。"桂枝汤之应用，凡病人内蕴湿热及阴虚内热者，均所禁忌，勿妄投也。《医林改错》云："发热有汗之症，从未见桂枝汤治愈一人者。"此错认温病之发热汗出为中风之发热汗出，误用桂枝汤，不但不效，且有"阳盛则毙"之危险。王氏为清代名医，其《医林改错》厥功甚伟，而此错认中风发热汗出为温病发热汗出，实为智者千虑之一失，特为正之。

麻黄汤治春月伤寒

钱某，男，30 岁。

1967 年春，时值阳历三月，春寒犹甚，旬末，天忽下雨，冷如寒冬。钱某，下田栽秧，感受寒邪，归家后即卧床不起。我立即扶杖奔赴其家诊视。切诊：六脉浮紧有力。舌诊：舌色正常，尖边俱不红，苔薄白。问诊：头痛如劈，一身痛如被杖击，骨节疼痛，怕冷厉害，发热无汗。大小便无异常。诊毕，予曰：此伤寒证也，虽时届春令，而天气严寒，治同冬月，不可误为春温，仍以伤寒诊治。方用麻黄汤开表发汗，透达表邪，可以一剂而愈。

麻黄（去节先煎去沫）12g，桂枝 9g，杏仁 9g，炙甘草 3g。

一剂，水煎，分三次服，每四小时服一次。

次日走访，谓服第一次药后，觉怕冷稍减；服第二次后，得汗，觉头痛身疼去十之六七；服完第三次药，觉全身轻松，热退神清，尽剂而愈。

附：论麻黄汤的运用

麻黄汤今医怕用，城市中人更不敢服，我亦经验不多，平生治验不过十余例，兹特举此例以见一斑，明示近世并非无伤寒麻黄证。有清以来，温病学说盛行，一知半解之医人，遂谓已无伤寒证，能用伤寒方者真如凤毛麟角。或有用伤寒方者，亦甚为胆小。《医学心悟》作者程钟龄氏，医中之佼佼者，自谓其生平用麻黄，未超过六分，而医之不如程氏者，则对麻黄桂枝更不敢问津矣。本方用麻黄为君，辛温走表，开毛窍，逐风寒，入肺经，宣肺定喘。桂枝为臣，性味温辛，色赤入心，入于营分，升腾阳气。佐以杏仁之辛温，利肺降气。甘草甘平，调和诸药，共奏安内攘外之功。本案用麻黄12g之多，恰到好处。药贵对症，病重药轻，延误病程，不能解决问题。此中机宜，务要细心斟酌。麻黄辛温，走而不守，得桂枝则发汗之力更强，为发汗之猛将，是太阳经伤寒正药，然非其病，非其经，非其人之体质是以当之者，鲜有不为害的。凡药皆所以补偏救弊，有其利，必有其弊，舍其弊，用其利，是在医者之正确掌握耳。昔陶节庵治一人。伤寒四五日，吐血不止，医以犀角地黄汤治之而反剧。陶切其脉，浮数而紧，曰：若不汗出，邪何由解？进麻黄汤一服，汗出而愈。或问曰：仲景言衄家不可发汗，无血家不可发汗，而此用麻黄汤，何也？答曰：久衄之家，亡血已多，故不可发汗。今缘当汗不汗，热毒蕴结而成吐血，当分其津液乃愈。故仲景又曰：伤寒脉浮紧，不发汗，因致衄者，麻黄汤主之。盖发其汗，则热越而出，血自止也。陶案吐血而用麻黄汤，为失用麻黄汤，表实，邪逼阳络，迫血妄行之变局。伤寒四五日而吐血，乃阳气重，未能及时治疗所致。血之与汗，同属营气所化，同源而异名。心主血，汗为心之液，《内经》说："夺血者无汗，夺汗者无血。"故在某种情况下，太阳表证有时可从衄而解，名曰红汗。衄，一般均作鼻衄解，不知吐血为内衄，仲景并未凿定为鼻衄。陶案所治者吐血，为太阳伤寒失表，因阳气重，虽吐血病亦不解，陶氏诊其脉浮数而紧，无汗，热不得出，发其汗，汗出血自止，故以麻黄汤主之。衄后病不解，须再发汗，非陶氏高手莫辨，一般医者一见衄血，即用常法凉血止血，辨证论治，实难有效。为了用发汗剂止血，应掌握好以下三个要点：一、表实证仍在。二、确无里热。三、阴气未伤，以无口干舌燥、尿短黄赤等症为据。若衄后出现里实热证，此为阳热亢盛，迫血妄行，大忌辛温发散，治宜清降里热。若衄后阴气已伤，再汗则津液更耗，水不制火，有造成阳亢阴竭之危险，治宜滋阴凉血。麻黄汤为发汗峻剂，伤寒初起，邪未化热，元气未衰之发表猛将，用之得当，一剂而愈，用之失当，祸即旋踵。怀抱奇，名医也，述一医者素自矜负，秋月感寒，自以麻黄汤二剂饮之，目赤唇焦，裸体不顾，遂成坏证。又一药商，自谓熟悉药性，感冒风寒，用麻黄15g服之，吐血不止而死。此二症，虽进黄连解毒汤、犀角地黄汤救之，终难挽回，大可骇也！怀抱奇治一友人，积劳后感寒发热，医者好用古方，竟以麻黄汤进，目赤鼻衄，痰中带血。继用小柴胡汤，舌干乏津。怀诊之，脉来虚数乏力，乃劳倦而兼阴虚候也。误投热药，能不动血而竭其液耶？连进六味地黄汤三剂，血止，神尚未清，用生脉散加当归、枣仁、茯神、远志，神虽安，舌仍不生津。乃曰：肾主五液，而肺为生化之源，滋阴益气，两不见效，何也？细思之，因悟麻黄性不内宁，服之而竟无汗，徒伤其阴，口鼻虽见血，药性终未发泄，故津液不行，仍以生脉散加葛根、陈皮引之，遂得微汗，舌果津生，后以归脾汤、六味丸而愈。上述三案，记述了妄用麻黄汤的惨痛教训。凡事都要一分为二，若能正确掌握麻黄汤的适应证，确能起到起死回生的作用；如不加辨证，盲目乱投，诚如怀氏所述，麻黄汤就可能成为致人死地的药剂了。

小柴胡汤治虚人外感

谢某，男，36岁。

述感冒已三日，时作惊寒，不思饮食。曾去联合诊所诊治，服荆防败毒合剂120mL，两天服完，病未好转，仍不欲饮食。复诊认为伤食恶食，改服楂曲平胃合剂120mL，两天后，病仍如故。至第七日，来中医院就诊，要求服煎剂。症见头角痛，胸胁苦满，热一阵，冷一阵，口苦无味，不思饮食；苔薄白，脉浮弦。予曰：病非风寒在表，亦非食填中宫，乃少阳伤风半表半里证，故服荆芥、楂曲等合剂无效。法宜合解少阳，使半表半里之邪内彻，枢机一转，病即解关。小柴胡汤主之。

柴胡9g，黄芩9g，法夏6g，生姜6g，党参9g，大枣6g。

三剂，水煎，分三次服，每日一剂。

药后病解，饮食恢复正常。

诊治心得：本案为少阳柴胡证，体虚外感多有之。伤寒一日太阳受之，二日阳明受之，三日少阳受之。若其人体虚，亦可经传少阳，不经阳明再传，所谓血弱气尽，腠理开，邪气因入是也。在外感病中，今人体质较弱，柴胡证尤为多见。但自温热学说盛行于世后，医者多谓温热病多，伤寒病少，温病不胜柴胡之升散，用之最劫肝阴，为温病禁药，于是小柴胡汤，医家多相习不敢用，恐遭不白之冤。其实柴胡性寒味苦，远不如麻黄、桂枝、羌活、独活之辛燥刚烈，其解热疏肝，功效甚著。惟肝肾阴虚，津液涸竭，舌光无苔，是所当禁，其解外感风寒诸病，只要对证，均可辨证施用。若不加辨证，岂但为温病禁药，即伤寒亦不可乱用。仲景《伤寒论》对柴胡证极为重视，故特提示柴胡证及桂枝证，其他方剂，均无此提法。

巴蜀名医遗珍系列丛书

咳　嗽

麻杏石甘汤治寒包热壅阻肺经咳嗽

周某，男，35 岁。

病者患咳嗽有年，时作时止，反覆无常。近届秋凉，因起居不慎，外感风寒，咳嗽大发。曾去某西医院诊治，服咳嗽剂一周，效果不显，特转中医院服中药。予亦从俗而言曰：诸病易治，咳嗽有年，新感复发，难以速愈，既来之，则姑试之可也。问诊：气喘咳嗽，痰多而稠，色微黄，咯痰困难，心烦，口渴欲饮；苔白微黄，舌质不红；六脉浮数。予曰：病系外感咳嗽，初因凉风外袭，现已伏热内蒸，病情转变，寒邪包热，壅阻肺经，故喘而咳嗽，虽外无大热，而里热甚炽。法宜外散寒邪，内清肺热，表里两解。疏方用麻杏石甘汤加味：

麻黄（煎去上沫）4g，生石膏 24g，杏仁 9g，甘草 3g，水竹茹 9g，毛化红 6g，川贝母（研末分三次冲服）6g。

三剂，水煎，分三次服，每日一剂。

服药三剂，喘咳大减。继以清肺豁痰之剂调理旬日而愈。

诊治心得： 本案系寒包热咳嗽。邪自外来，为有余之症，既有表寒，又有里热，徒事止咳，非其治也，须表里两解，斯为善治。本方用麻黄散肺邪，杏仁降肺气，甘草缓肺急，石膏清肺热，因里热重于表寒，故石膏 6 倍麻黄而用之，药简力专，所以效速，实为解表清里定喘之辛凉良剂。加用水竹茹、毛化红、川贝母，则清热化痰更为有力。麻杏石甘汤，本非治咳之剂，但麻杏石甘汤证之病理机制与本案咳嗽病理机制符合，故加味用之，而病得愈。治病求本，便是这个道理。肺为咳，肺之位最高，药力难以快速达到，不能立求速效，但只要辨证正确，自然徐徐见功。袁诗有云："莫嫌海角天涯远，但肯摇鞭有到时。"对于治这类咳嗽病，亦应作如是观。

麻黄加术汤治感湿咳嗽

刘某，男，41岁。

患者一向在水上工作，咳嗽多年。近自入秋以来，阴雨绵绵，旧疾复发。现症胸闷气喘，咳嗽，吐清稀痰，一身尽重，骨节烦疼，小便不利，脉象沉濡，舌质不红，苔薄白微腻。

辨证：感湿咳嗽。

治法：解表化湿。

处方：麻黄加术汤加味。

麻黄（煎去上沫）4g，桂枝4g，杏仁9g，甘草3g，苍术9g，白术9g，茯苓12g。

三剂，水煎，分三次服，每日一剂。

药服一剂，即微汗出；二剂，小便利；三剂尽，咳嗽愈。

诊治心得：本案为感湿咳嗽，湿从外来，亦为有余之证。外来之病，祛邪宜急，不比内伤之病徐徐调理。况湿为重浊之邪，如不速治，郁久生变，病即难图。用麻黄汤加味，开门见山，单刀直入，宣化表湿，任重力专，病得速愈。麻黄汤为发汗峻猛之剂，今人多不敢用，中医传统有"春忌麻黄秋忌桂"之说，夏季则更不待言，以春主升发，不能用麻黄再发，秋令气燥，不能用桂枝再燥为由。故《活人书》云："夏至后用麻黄汤，另加知母、石膏、黄芩。盖麻黄性热，恐有发黄出斑之虑。"然须知药所以治病，非所以治时，有病则病受，当用则用，不能为时令所扼死。若无麻黄汤之适应证，当然麻黄汤万万不可乱投，必须切记。本案如用一般通治咳嗽方剂，如止咳散之类治之，病必缠绵难愈，湿邪久滞，不但咳益加剧，且将更发其他病变。医者治病，最要掌握病机，应病与药，无失机宜。

润肺汤加味治肺燥咳嗽

柳某，男，60 岁。

病者患外感咳嗽，某医给服荆防败毒散合剂三天，计 270mL，药后汗出，发热恶寒，头痛肢酸大减，而咳嗽加剧。时值仲秋，天久不雨，气温燥烈，感咽喉不利，时时干咳，不胜其苦，特来院就诊。症见干咳无痰，连咳数声，痰亦难出。咳时脸红颈胀，喘不过气来，汗出气促，咽痛舌干，唇红，口渴欲饮，小便色黄。无苔，舌红少津。六脉细数。诊断：素体阴虚，过服三阳发表燥剂，劫肺伤津，致燥咳嗽。治法：清燥润肺，生津豁痰。处以润肺汤加减：

炒知母 9g，川贝母（研末分三次冲服）9g，麦门冬 9g，白茯苓 9g，天花粉 12g，大生地 12g，瓜蒌仁 9g，毛化红 3g，苦桔梗 3g，生甘草 3g。

三剂，水煎，分三次服，每日一剂。

药后病减十之六七，复诊以清燥救肺汤加减，连服四剂，调理而安。

诊治心得：本案燥咳系外入之邪，亦为有余之症。患者初病，想系"凉燥"。医者不细察时令气候与人体素质之关系，误认为风寒感冒，大进辛温发散之荆防败毒合剂，因汗出多，阴虚之体，最易伤津，遂转为"温燥"。肺为娇脏，既恶寒，又恶燥，燥病的特点，最易伤阴，治宜凉润，即《内经》"燥者润之"之意。润肺汤为肺清燥之剂，大剂进之，病得以愈，若执肺病用药宜清灵，投剂过于轻清，治必费时日，是又不可不知。

泻白散加味治火热咳嗽

白某，男，50岁。

病者夙患哮喘，每当热天，或工作紧张时，辄易发作。近因酷暑，气温高亢，又在炉边工作，三日以来咳嗽气喘加剧，痰稠不易咯出，喉痒发干，鼻出热气，烦渴喜饮，咳引胸胁作痛，甚为恼火；舌尖红，苔黄而干；六脉滑数。病属火热咳嗽，法宜清降肺火为治。拟方泻白散加味：

桑根白皮12g，地骨皮12g，天花粉12g，炒知母12g，海蛤粉12g，炒黄芩12g，焦山栀12g，大青叶9g，瓜蒌仁12g，生甘草4.5g。

三剂，水煎，分三次服，每日一剂。

药后火热之势大减，咳喘亦平，黄苔退，脉转细数，继进桑杏汤调理旬日而愈。

桑叶3g，杏仁6g，沙参6g，浙贝母6g，淡豆豉6g，炒栀子6g，雪梨皮6g。

诊治心得：本案为火热咳嗽，病从内生，为不足之证。但从脉症分析，证实脉实，亦属有余之疾。肺属金，最畏火克。火从何来？外感久则郁热，内伤久则火炎，加之平日吸烟嗜酒，好吃油炸火炕食物，均易化火化燥。火热之邪，最易灼伤肺阴，用药宜静不宜动。若误用辛温发散，则火势炎上，必致咳血、衄血，病变蜂起，愈无宁日矣。肺为娇脏，最喜轻清之剂，然用药过于清淡，以治火热之疾，杯水车薪，实难为济，必须重剂清肺降火，祛痰润燥，乃能救此燃眉之急。一般治咳多以止咳化痰治标，少用他法，故病多迁延时日，久而难愈，应多方图治，勿以一方一法统治咳嗽，则病人幸甚。

二陈汤加味治湿痰咳嗽

李某，男，25岁。

患者体肥腴，嗜茶成癖，每晨起必喝茶一大杯，数十年如一日。尝有咳嗽，自恃体健，不以为意。一日来院就诊，诉一周来精神困乏，饮食不思，既未伤食，亦未受凉，萎靡不振，不知何以致此，自觉奇怪。近二日来，更加胸膈满闷，阵阵咳嗽，痰涎特多，滑而易出，倦怠嗜卧，四肢软弱无力。切其脉沉濡，视其苔白厚腻。予曰：病系湿痰为患。嗜茶成瘾，体胖阳虚，脾失健运，最易生痰。痰阻中宫，脾阳不振，故困乏而不思食，何奇之有？治法，健脾燥湿，化痰开膈。处以二陈汤加味：

法半夏12g，白茯苓12g，川陈皮9g，炙甘草3g，川厚朴9g，苍术9g，杏仁9g，广藿香6g，生姜3片。

三剂，水煎，分三次服，每日一剂。

药服一剂，精神好转，饮食知味。二剂服后，白厚腻苔退去。三剂尽，痰减咳止。

诊治心得：本案湿痰咳嗽，系脾失健运，为不足之证，病由内发。此种咳嗽，较为多见，凡脾胃阳虚，贪吃冷物者多患之。病不在表，非辛温发散之剂所能治，又非肺燥，亦非清润之剂所能疗。病为湿痰内阻，法宜理脾和胃，燥湿化痰，故以二陈汤加味为治，湿痰咳嗽，病虽平常，若认证不清，妄投苦寒或甘润之剂，损害脾胃，亦可轻病转重而难治。脾胃为后天之本，五脏六腑之主，中医治病，以有胃气则生，无胃气则危，故胃气之有无，对病变之预后，极为重要。《内经》论咳，谓"聚于胃，关于肺"，既重视治肺，也重视治胃，是很有道理的。古人论痰饮，以痰属热为阳，饮属寒为阴，此亦非定论。如本案湿痰之用二陈汤，乃"湿则燥之"，并非清化热痰。又如饮证之思饮用十枣汤，乃逐水之下剂，实非温阳。任何病都有常有变，我们既要知其常，又要知其变，不能笼统地混为一谈。

逍遥散合半夏厚朴汤治肝郁气滞咳嗽

易某，女，30岁。

病者患咳嗽已月余，曾服中西药至今咳嗽不止。出示病历：中药已服过祛风、散寒、清热、润燥之剂；西药则注射、内服镇静止咳药剂亦已备尝。症见咳嗽吐痰，早晚为甚，气上逆则咳剧，兼头晕胁痛，脘闷不舒，时作寒热，疲乏少食，口苦咽干，痰涎壅塞，咽喉间如物梗阻，面色不华，精神抑郁；苔薄白，脉微弦。予曰：病久情志不舒，七情郁结，气郁成痰，肺道不利而咳，肝亦病也。法宜舒肝解郁，理气化痰，处以逍遥散合半夏厚朴汤加减：

柴胡 9g，当归 9g，白芍 9g，茯苓 9g，白术 9g，薄荷 3g，苏叶 6g，厚朴 9g，法夏 9g，金钱橘 9g，甘草 3g，生姜 1 片。

水煎，分三次服，三剂，每日一剂。

三剂服后，气逆咳嗽减其半，喉间如物梗感亦消失。嘱将原方照服四剂以善其后。

诊治心得：本案为肝郁气滞致咳，病由内发，亦为不足之证。咳久肺气先虚，肺失清肃，金不制木，则肝气上逆，故化痰致咳。木郁则达之，气滞则利之，故以逍遥散合半夏厚朴汤为治。二方功用，前者重在疏肝，后者重在解郁，均非治咳之剂。但本案咳嗽为肝郁气滞所致，二方疏肝理气实为对证之方，不治咳而咳亦愈者，亦治病求本之理也。凡治咳嗽，最要在于分清内外所因，及新病久病之异，若久而有郁，务要开郁。若不详细辨证，因循前医治法，只在通治法上兜圈子，而不别寻蹊径，以呆法套方治活病，无怪乎有咳嗽难医之叹也！

五味异功散加味治脾虚肺金失养久咳

夏某，女，3岁。

病孩咳嗽已月余，曾服过中西药，咳嗽至今未愈。望诊：面色不华，精神倦怠，神情不活跃；问诊：其母代诉曰：阵阵咳嗽，有时又不咳，咳时汗出，头上虚汗更多，不想吃东西，大便日两次，稀溏便；触诊：腹软不胀，手心发热；切诊：脉弱，指纹不显。予曰：病为咳久脾虚，肺金失养所致。法宜补土以生金，母健则子强，不治咳，而咳可自愈。处以五味异功散加味：

党参9g，焦白术9g，白茯苓9g，炙甘草4.5g，陈皮4.5g，桔梗3g，浮小麦15g，大枣9g。

三剂，水煎，分三次服，每日一剂。

药后饮食稍好，大便转半干，咳嗽减。嘱续服5剂后，精神振奋，汗止，咳嗽全愈。

诊治心得：本案为内伤脾虚，肺失所养，病由内生，为不足之证。咳久肺气先虚，导致中气不足，脾失健运，无以养金，故咳嗽迁延不愈。五味异功散健脾理气，为补益之剂，似与治咳无关，但本案咳嗽正由于脾虚，肺金失养，虚则补之，扶正即所以祛邪，故服之而愈。治咳之法，初起有外邪，宜宣散，忌温补，以其留邪也；病久则正虚宜补，气充则自固也。可见咳嗽治法，无有定局，总以辨证施治为主，固守一方一法，均不足为训也。

大承气汤加味治阳明燥实咳嗽

张某，男，3岁。

患儿受凉伤食，发热汗出，气逆咳嗽。病已七日，曾服疏表宣肺之药数剂，病仍不解，现症每至午后壮热尤甚，彻夜咳嗽不休，难以入寐；小便黄少，大便秘结，三日未解；舌苔微黄而燥；指纹色紫，脉滑数。此表邪不解，入里化热，而成阳明燥实之候。当上病下取，釜底抽薪，急下存阴，宜大承气汤急下之：

大黄6g，炒枳实3g，厚朴6g，玄参6g，甘草3g，玄明粉6g。

本方服一剂，当晚咳嗽大减，能食能睡。翌晨得大便下燥矢一次，午后咳嗽，高热亦平，竟一剂收功。

诊治心得：经云："五脏六腑皆令人咳，非独肺也。"然其病变皆主于肺，以肺主气而声由此出，故咳嗽之病，无不聚于胃而关于肺。本案患儿因外感夹滞合病咳嗽，为表里俱病之候。然病在里而求之表，非但治之不效，且辛温伤津，后患无穷。论咳嗽之治，当辨有余与不足，外感之咳多有余，内伤之咳多不足。治病必求其本，肺与大肠相表里，肺已移热于大肠，热与积滞搏结，则其治不可重肺而遗肠。大承气汤本不治咳，但因其病本在肠，故一下而壮热咳逆便秘悉解，不烦余药。

小柴胡汤治少阳郁火咳嗽

陈某，女，21岁。

患咳嗽已旬日，服西药咳嗽剂未效。症见头痛，发热恶寒阵作，咳

巴蜀名医遗珍系列丛书

时牵引胸胁作痛，痰涎多，口苦无味，苔薄白，脉浮弦。病系少阳郁火咳嗽，须和解少阳，转邪外出，咳即可愈，见咳治咳，非治本也，故病不愈。拟小柴胡汤加味治之。

柴胡 9g，京半夏 9g，酒炒黄芩 9g，全瓜蒌 12g，白茯苓 12g，毛化红 9g，川贝母（研末分三次吞）6g。

三剂，水煎，分三次服，每日一剂。

药后寒热解，咳嗽止，病愈。

诊治心得：本案为少阳郁火咳嗽，故以小柴胡汤加味治之而愈。咳嗽病因复杂，以予之临证经验论，兼郁火者为多，故每以小柴胡加减化裁治之而取得满意疗效。近来治咳嗽，多用止咳化痰，法非不善，奈何未能抓住咳之主要矛盾所在，故疗效欠佳。

小青龙汤治外寒内饮咳嗽

姜某，男，40 岁。

患外感已三日，时值冬月严寒季节，虽服止咳散、杏苏散等，仍发热恶寒，头痛无汗，咳嗽气喘，吐清稀风泡痰；苔薄白，舌不红；六脉浮紧。病系外感风寒未解，引发内饮之候，治宜辛散外寒，温化水饮，小青龙汤主之。

麻黄（去上沫）6g，桂枝 6g，白芍 6g，干姜 3g，细辛 3g，五味子 3g，法半夏 12g，炙甘草 3g。

二剂，水煮，分三次服，每日一剂。

药后汗出热解，喘咳亦平。

诊治心得：本案为外感风寒，引发水饮咳嗽证。小青龙汤为解表散寒，化饮平喘止咳之圣剂。饮之为病，为脾失其健运，肺失其通调，水不化气，致使体内水液停积，运化失常而为病。痰清稀，脉浮紧，为内有水饮，外有寒邪之征。故服小青龙汤表里两解而病愈。一般感冒剂止咳散、杏苏散非不对证，以病重药轻，所以无效。

百日咳饮治顿咳

孔某，男，7岁。

患儿先是外感咳嗽，打喷嚏，流清涕，发烧，夜间咳甚。曾经西医儿科治疗，咳嗽有增无减。一周以来，咳嗽更甚，咳声连续不断，咳得蜷成一团，咳毕发出呜呜挣叫声，面红颈胀，涕泪交流。予曰：这娃娃不是一般外感咳嗽，病名顿咳，西医名百日咳，谓由百日咳杆菌所引起，感染以后，肺失清肃，痰浊阻滞气道，肺气不能畅通，所以咳嗽阵阵发作，咳势峻猛。六脉滑数；舌干燥少津。治法：清肺镇咳，降气化痰。拟百日咳饮加味：

百部 9g，沙参 6g，白前 6g，川贝粉（兑服）6g，苇根 9g。

三剂，水煎，分三次服，每日一剂。

药后顿咳大减，夜能入睡，舌上有津，脉转细数。继以百部合剂调理而安。

诊治心得： 本案为顿咳，治不如法，往往病程较长，故得百日咳之名。予治此孩时，接治顿咳非只此一人，而以此孩最为重，至今记忆犹新，故特录之。

附：咳嗽论治

《内经》说："肺为咳。"外感内伤多种疾病，如感冒、哮喘、痰饮、肺痨等都可引起咳嗽。因此，《内经》又有"五脏六腑皆令人咳，非独肺也"的说法。咳嗽的含义，前人每多误解，认为有声无痰叫"咳"，有痰无声叫"嗽"，有声有痰叫"咳嗽"。这种说法，由来已久，各大名家均附和其说，从未有人明辨其非者。考咳嗽一词，《辞源》解释为气上逆之证，余无别义。谁都知道有声无痰固然是咳，而有痰无声则不是嗽，因咳嗽连声而无痰者诚有之，若嗽之有痰者，必须由咳，痰乃随咳而出，是嗽必不能无咳。故咳可独言，而嗽则不能独言。若无声而痰出者，谓之痰饮，或从唾出，或从呕出，名曰呕吐痰涎，实非咳嗽。呕吐之痰，其痰在胃，从咽而出，咳嗽之痰，其痰在肺，咳时痰随咳而上，从喉而出。可见痰之在内，有在脏在腑之分，痰之出口，有由咽由喉之异。由此说明，只能说咳嗽有无痰的，有有痰的，有痰无痰，都叫咳嗽，才符合临床实际情况。

肺居至高之位，为五脏之华盖，主气，司呼吸，外合皮毛，主一身之表，其体至清至轻，为娇脏，寒热皆所不宜，外感邪气，内伤寒热，均能犯肺而致病。如遇风寒、风热外侵，邪束肌表，皮毛受邪，内从其所合，肺气不宣，清肃失职，气道不清，痰涎滋生，就会引起咳嗽；或感受燥气，气道干燥，肺津受灼，咽喉不利，痰涎黏结，亦易发生咳嗽。又"肺朝百脉"，为脏腑之华盖，七情饥饱，内有所伤，则邪气上逆，肺为气出入之道，五脏之邪上触于肺，即能引起咳嗽。如平素嗜好烟酒，好吃油炸火烷食物，化火化燥致咳；或劳役过度，情志郁结，火热上升致咳；或脾胃虚寒，贪食生冷，寒痰内生，上拢肺络致咳，咳嗽病虽然牵涉面广，病情极为复杂，但其病因病理，执简御繁，总的不外外感和内伤两途。

由于"五脏六腑皆令人咳"，又由于外感内伤皆可致咳嗽，因此，咳嗽一病，辨证极为繁琐，方书俱载，兹不重复。对于咳嗽辨证，要言不繁，古今论咳，莫如景岳，其论咳嗽云："咳嗽之要，只有二证，一曰外感，一曰内伤。夫外感之邪，必由皮毛内入，盖皮毛为肺之合，而凡外邪袭之，必先入于肺，久而不愈，则必自肺而传于五脏也。内伤之咳，必起于阴分，盖肺属燥金，为水之母，阴损于下，则阳孤于上，水涸金枯，肺苦于燥，肺燥则痒，痒则咳不能已也。咳嗽虽多，总由肺病，而肺之为病，当分阴阳表里寒热虚实。盖外感之邪，阳邪也，阳邪自外而入多有余。内伤之咳，阴病也，阴气受伤多不足，此其大别也。"景岳此论，可谓抓住了咳嗽病辨证的要点。根据咳嗽病的病因病理，结合分型辨证，外感咳嗽，多属急性，可略分为风寒、风热、伤湿、伤燥四型。内伤咳嗽，多属慢性，可略分为肺火、湿痰、阴虚、阳虚四型。欲求详细辨证，可参考论咳专书，这里只能明其大略。外感病起病较急，多伴有外感表证，咳多整日不休。内伤病起病较缓，多无表证，咳多早晚为甚。外感咳嗽，治不及时，迁延反复，也可变成慢性。咳嗽辨证，多繁而寡要，如坠云里雾中，临证时使人不知所措。清医徐灵胎亦谓其研求咳嗽治法，四十余年而后稍能措手，可见治咳实非易事。

治咳嗽病，古人多存戒惧之心，信心不足，张三锡说："百病唯咳嗽难医。"徐灵胎亦有《咳嗽难治论》的著述。其实，难治之病甚多，又何只咳嗽一病。主要由于咳嗽病情比较复杂，辨证实为不易，往往阴阳难分，表里夹杂，寒热错杂，虚实兼夹，不能一见了然，遣方用药，稍有不当，皆非所宜，因此说难治，到也不无所见。肺为娇脏，太寒则邪气凝而不散；太热则火灼金而动血；太润则生痰饮，太燥则耗津液；太泄则汗出而阳虚；太涩则气闭而邪结。肺为清虚之腑，空阔无尘好比太虚之境，一点尘埃也不受最好，所以治法一或有差，动辄得咎。然则治咳之法奈何？曰：随其阴阳表里寒热虚实而治之，则得之矣。总括治咳要点，约分六法：

1. 治分内外：外感宜解散，内伤宜清理。

2. 治分四季：春气上升，润肺抑肝。夏火炎上，清金降火。秋湿热甚，清热利湿。冬风寒重，解表行痰。

以上虽分四时，临证又当从权。时令气候能影响人体，病因体异，医者必须灵活参究。

3. 治分脾肺：因咳而有痰者，咳为主，治在肺；因痰而致咳者，痰为主，治在脾。

4. 治分新久：新咳有痰者，属外感，随时解散；无痰者，属火热，只宜清之。久咳有痰者，燥脾化痰；无痰者，清金降火。外感久则郁热，内伤久则火炎，俱宜开郁润燥。

5. 治分时间：午前咳者，多胃中有火，宜清热泻肺。午后咳者，多阴虚火旺，血分有热，宜养阴退热。黄昏咳者，多阴火上浮，宜滋阴降火。五更咳者，胃有痰火，伏积于内，至火气生养之时，上朝于肺故也，宜清胃涤痰。

6. 治分虚实：虚者补之，气充则脏自固；实者泻之，邪去则肺自宁。气虚补气，血虚补血，阴虚滋阴，阳虚温阳。毋虚虚，毋实实，损有余，补不足，治咳大法，如是而已。

治咳方剂，古今成方，汗牛充栋，难以尽述。兹遵景岳咳论，外感为有余之邪，内伤为不足之证，由博返约，以二陈汤、二冬二母汤两方为基础，加减化裁，以示方剂活用之范例，其他常用成方，因限于篇幅，一概从略。

1. 外感六淫为有余之邪，主以二陈汤加减：

法夏 15g，陈皮 15g，茯苓 12g，甘草 3g，生姜 3 片。

水煎服，日三次。

取法夏辛温，燥脾湿，化寒痰；陈皮辛温，利滞气，化湿痰。茯苓甘淡，健脾化湿；甘草甘平，补脾缓中，为保护性祛痰药；生姜辛温，健脾和中，能增进食欲，加强消化功能。脾为生痰之源，二陈汤为健脾燥湿，化气和中之剂，系统治痰饮之主方，随证加减，泛应曲当，不但可治湿痰，凡风寒、食积、气滞咳嗽，均可随证加减施用。以二陈治咳，杜其生痰之本，则痰自绝，后人不知制方精义，谬谓半夏药燥，而以贝母代之，殊失立法之义。贝母系心肺二经之药，性能解郁润燥，凡阴虚咳嗽忌用燥药者宜服，故二冬二母汤用之。半夏辛温有毒，诚不可轻用，但经炮制后，即无毒性，药极和平。半夏制成品有多种，功效各有所长，可对证选用。如甘半夏、骥半夏定喘化痰特效；姜半夏燥湿祛痰止呕有功；法半夏辛燥之性大减，宜于体弱痰多，而寒湿较轻者；半夏曲辛平微甘，经发酵而成，能温胃开郁，脾胃虚弱，腹胀作呕者为宜。

加减法：

风：加防风、前胡、羌活；

寒：加麻黄、杏仁、金沸草；

湿：加苍术、赤茯苓、防己；

热：加山栀、黄芩、桑白皮；

燥：加玄参、麦冬、川贝母；

食积：加山楂、枳壳、莱菔子；

气滞：加苏子、桔梗。

2.内伤七情为不足之证，主以二冬二母汤加减：

天门冬9g，麦门冬9g，炒知母9g，川贝母9g。

水煎服，日三次。

取二冬性味甘寒，皆秉少阴水精之气。其中天冬禀水精之气而上通于手太阴肺经。麦冬禀水精之气而入足太阴脾经。冬主闭藏，门主开转，咸名门冬者，俱能开转闭藏而上达。二冬合用，消痰润肺，生脉清心，久服则肾固气平，体健身轻，受益匪浅。川贝母味甘性平，在地得土金之气，在天禀清肃之令而生，可升可降，阴中微阳，入心肺二经，为肺家气分药。知母苦寒，生津、降火、祛痰，二母合用，力能散结、泄热、润肺、清火，且补气利痰而不大寒，于肺胃阴伤者最为适宜。二冬汤治燥痰，以"肺为贮痰之器"，故以化痰治肺为主，凡水亏火炎，咳嗽痰涎腥秽者用之为宜。

加减法：

火：加玄参、黄芩、款冬花；

痰：加全瓜蒌、桑根白皮；

郁：加桔梗、炙枇杷叶、紫菀；

阴虚：加黄柏、地骨皮。

治咳方剂甚多，选方不当，疗效不佳。选方最便莫便于以脾湿肺燥两端溯其源，六淫七情所伤探其因，人体之阴虚阳虚究其本，病之寒热虚实辨其证，循此选方用药，方药归宗，则药随病变，病随药愈，效可预期，否则以药试病，必致病随药变，药日多而病愈增。

咳嗽遣方用药，略有十要：

1.治表者，药不宜静，静则留连不解，变生他病，忌寒凉收敛，宜辛甘散邪。

2.治内者，药不宜动，动则虚火不宁，燥痒愈甚，忌辛香燥烈，宜甘寒润肺。

3. 痰滑者，半夏、胆南星燥其湿。

4. 痰涩者，瓜蒌、杏仁润其肺。

5. 寒者，干姜、细辛以温之。

6. 热者，栀子、黄芩以清之。

7. 虚者，人参、黄芪补之，忌攻伐。

8. 实者，葶苈、杏仁泻之，忌温补。

9. 气侵者，五味、白芍收其气，使不受邪。

10. 积滞者，枳实、瓜蒌逐其积，使无来犯。

治咳用药要诀，最要分别肺之虚实，邪之寒热，痰之滑涩，及他脏有无侵凌之气，六腑有无积滞之物。

巴蜀名医遗珍系列丛书

喘　病

肾气汤治肾阳虚气失摄纳气喘

桑某，男，50 岁。

患咳喘月余，经用中西药物综合治疗，咳嗽已愈，而喘促不休，精神疲惫，呼多吸少，动则喘甚，舌质淡，苔薄白，脉细弱，尺脉尤甚。病为肾失摄纳，气不归根，法宜温肾纳气，拟肾气丸为汤加味主之。

熟地 24g，净枣皮 12g，山药 12g，丹皮 9g，泽泻 9g，白茯苓 12g，熟附片（先煎两小时）6g，肉桂末（分三次兑服）3g，另黑锡丹 1 瓶，每次服 10 粒，日 2 次。

三剂，水煎，分三次服，每日一剂。

药后喘促大减，呼吸和缓，精神好转。嘱续服金匮肾气丸以善后。

诊治心得：本案为肾阳虚，气失摄纳喘促。肾气丸温补肾阳，纳气归肾，加服黑锡丹，则功力大而效更速，故服之病愈。仲景云："病痰饮者，当以温药和之。"肾气丸温肾纳气，即温之也。

苓桂术甘汤加味治脾肾阳虚水停气逆喘促

江某，男，58 岁。

素患痰饮宿疾，感寒即易发作。三日前出差受凉，今日感头晕目眩，脘部闷满，有振水音，咳出清稀痰，气逆心悸，喘促不能平卧，高枕而不能入睡，心烦难受，苔薄白，脉弦。辨证：脾肾阳虚，水停心下。治法：温化痰饮，健脾利湿。处方：苓桂术甘汤加味。

白茯苓 15g，川桂枝 12g，焦白术 12g，炙甘草 6g，五味子 3g，化橘红 9g，法半夏 12g，杏仁 12g，川厚朴 9g。

三剂，水煎，分三次服，每日一剂。

药后病减轻，能平卧，气逆减其大半。嘱原方续服三剂以善其后，不须换方。

诊治心得： 本案为脾肾阳虚，水停心下气逆证。此种饮证，最为多见。水饮之成，必脾阳不运，水液内停，肺失通调肃降，肾失调节（排泄），饮留于上下内外，故见症蜂起。前人认为痰属阳，饮属阴，痰因于热，饮因于湿，治痰宜清热，治饮宜温阳，此扼要之法也。

巴蜀名医遗珍系列丛书

惊　悸

复脉汤合瓜蒌薤白白酒汤加味治心气虚气滞瘀阻心悸

周某，男，51岁。

患心脏病已一年余，曾在中西医院住院治疗，效不显，因不能上班工作，心情十分焦急。予诊之。症见心悸，筑筑然动，胸闷憋气，胸前区时作绞痛，夜间更甚，少寐，多梦，饮食不佳；舌淡，苔白，根部稍腻，六脉沉细，有结代。证属心气虚，气滞瘀阻，治宜补益心气，调气行瘀。拟复脉汤合瓜蒌薤白白酒汤加减：

红参（另煎兑服）9g，熟地（砂仁末拌打）15g，瓜蒌12g，薤白9g，白酒（分三次下）15g，五味子9g，麦冬12g，炒枣仁15g，炒丹参15g，桂枝6g，细辛4.5g，当归12g，黄芪15g，炙甘草6g，炒五灵脂6g。

六剂，水煎，分三次服，每日一剂。

药后心悸减，结代脉好转，饮食渐增。嘱原方续服半月复诊换方。

诊治心得：本案为心气虚，气滞瘀阻心悸证。治以补益心气，理气行瘀为主。气为阳，主上升，虚则下陷而行滞。气行则血行，气滞则血滞，血滞则瘀，瘀则脉道不利而血流障碍。故有胸痹心绞痛之证。心气虚，以补益心气为首要，人参为补气要药，辅以行气活血，使气行则血行，瘀去络通，气血流畅，而病可愈。方用复脉汤以复脉，瓜蒌薤白白酒汤以开胸、行气、通阳而止痛。生脉散以益气强心。更加黄芪、当归以益血，五灵脂以散瘀止痛，共奏调气行血之功。

天王补心丹加减治心阴虚心悸重证

马某，男，59岁。

病者为我先师马祖培，在乡里行医素负盛名。某年温病流行，日夜应诊不暇，诊务过忙，积劳成疾，得心悸怔忡。自病自医，历时一月，病无起色。不得已，乃邀其老师刘某诊治，谓虚烦不得寐，乃少阴阴虚阳亢，鸡子黄连阿胶汤证也。疏方以黄连阿胶汤主之。药后病仍不解，计无所出，乃邀予诊治。症见心烦不寐，心悸怔忡，极为难过，易惊醒，卧室内寂静无声，始能合目，家人行走，必须步履轻举，毫无声响，时有低热，盗汗，颧红，口干，舌尖红，脉细数。患者素体阴虚，又吸鸦片，患病以来，阴日亏损，病日加重，此为心阴虚亏重证。治宜重剂养心阴，安神志，拟天王补心丹加减：

炒枣仁18g，柏子仁15g，麦冬15g，生地24g，天冬15g，炙远志6g，五味子6g，炒丹参15g，朱茯神24g，西洋参（另煎兑服）31g，玄参15g，当归6g，真琥珀末（三次兑）3g，桔梗6g，珍珠母（先煎）62g。

三剂，水煎，分三次服，每日一剂。

药后病减，能入睡3小时以上，室内有步履声，亦不感惊恐。继与大剂复脉汤，加桂枝生姜服六剂，西洋参每剂用31g，药尽而病大减。后以人参归脾汤为丸，调理两月而康复。

诊治心得：本案为心阴虚损，心悸重证。心阴虚，为心血虚之进一步演变而成，故用大剂补心丹而病愈。病愈后，养阴必继以补血，归脾丸调补心脾，双补气血以治本。本案为予治之心悸重证，亦予平生治验中最快意之作，因录之以志吾对祖培师之追念。

巴蜀名医遗珍系列丛书

瓜蒌薤白白酒汤加味治心血瘀阻胸痹

邓某，男，50岁。

病者患胸前区闷痛已两周，反射至背部亦痛，心悸不宁，时作时止，动则气馁，行动困难，舌质暗红，有瘀点；脉涩。病系心血瘀阻胸痹证。法宜宣痹通阳，行气化瘀为治，拟瓜蒌薤白白酒汤加味：

全瓜蒌15g，薤白9g，桂枝6g，红花3g，桃仁9g，炒蒲黄6g，炒五灵脂6g，白酒（分三次下）15g。

三剂，水煎，分三次服，每日一次。

另，苏合香丸4粒，每次一粒，日2次，开水送服。

药后心痛止，胸闷减。嘱常用丹参15g煎水当茶饮，每日15g。

诊治心得：本案为心血瘀阻心痹证，类似现代医学之"心肌梗塞"。主要为胸中阳气不布，阴邪上逆而为气滞血瘀之候。瓜蒌薤白白酒汤宣阳开痹；失笑散化瘀止痛；桂枝、桃仁、红花活血。苏合香丸本为温通开窍，解郁镇痛剂，用治心绞痛有特效，故采用之。

温胆汤加味治心气虚夹痰热心悸

魏某，男，48岁。

患心悸气短已月余。近更加烦躁失眠，易惊恐，胸闷不舒，不思饮食，咳吐稠痰，自疑心脏有病。去西医院检查，听诊有期前收缩音，谓心脏有问题。因习惯服中药，特就中医院治疗。舌象：苔白厚腻；脉诊：脉结。病系心气虚，兼痰热内蕴之候。法宜补心气，清热和胃，祛痰镇惊为治。拟温胆汤加味：

北沙参15g，太子参15g，辛半夏9g，陈皮6g，白茯苓12g，炒枳实9g，水竹茹9g，甘草3g，生姜9g，大枣9g，瓜蒌皮12g，酒黄芩

9g，珍珠母 18g，广藿梗 6g。

三剂，水煎，分三次服，每日一剂。

药后胸闷、心悸、气短减轻，惊恐亦除，白厚苔退。继以十全温胆汤调理而愈。

诊治心得：本案为心气虚，夹痰热心悸。心与胆通，心为君火，胆为相火，二火一气相通，故心病、心悸，宜温胆为治。温者，温之以气，是益其气也，故用温胆汤加味，非补火也。患者舌苔厚腻而脉结，法宜补消并施，温胆汤加太子参、北沙参，补不助邪，消不伤正，故病得愈。此心病之又一治法也。

巴蜀名医遗珍系列丛书

失 寐

栀子豉汤加味治失眠重证

白某，男，40 岁。

患失眠症已半年，曾服中西安神药剂，均未获效。自觉困倦乏力，食欲不振，总觉胸脘不适，入夜心烦意乱，辗转床第，有时通夜不能入睡，小便黄。入院后，服安神镇静剂无效，要求用中药施治。切其脉，濡数无力；视其舌，苔白厚腻。予曰：病系湿热阻于中宫，心肾不交，单独宁心滋肾，安神镇静，无益也。宜先治其病，病去自然神安，神安则自易入睡，失眠不治而治。法宜引水液上升，泄湿热下行，水火济，阴阳和，病必能除。拟栀子豉汤加味治之。

淡香豉 12g，焦栀子 12g，生苡仁 15g，白杏仁 9g，京半夏 9g，带皮茯苓 18g，川厚朴 9g，广藿梗 9g，大豆黄卷 31g，鲜荷叶 31g，佩兰叶 9g，瓜蒌壳 9g。

三剂，水煎，分三次服，每日一剂。

药尽三剂，白腻苔退，胸脘舒适，诸恙大减，继以三仁汤加减清理而安。

诊治心得： 栀豉汤加味本为治余热留扰胸中，心中懊恼之证，本案患者失眠，为湿浊内阻，热扰胸中，病机相同，故治之亦愈。

杞菊地黄汤治心肾阴虚头晕失眠

湛某，男，42 岁。

患者述经常失眠，一夜只能合眼一两小时，甚为恼火。尤其健忘，注意力不集中；心烦易怒，耳鸣眼花，腰酸背疼，口燥咽干，不欲饮水，食欲不振，大便微结，小便色黄；舌红，无苔；六脉细数。症属心肾不足，阴虚阳亢之候。法宜滋养肝肾，宁心潜阳为治，拟杞菊地黄汤加减：

生地24g，枣皮12g，麦冬12g，茯神9g，泽泻9g，丹皮9g，菊花9g，枸杞12g，炒枣仁12g，炒知母9g，生牡蛎（先煎）24g，珍珠母（先煎）31g。

三剂，水煎，分三次服，每日一剂。

药后诸病渐减，能入睡5小时以上，头晕脑胀减轻，以病属慢性，须较长时期服药以巩固疗效，嘱续服杞菊地黄丸以善后。

诊治心得： 本案为心肾亏损，阴虚阳亢失眠症。失眠一症，多由忧思过度，大脑功能活动失调，精神因素致病。属近代医学之"神经衰弱"，中医则为心肾受病，以脑为髓海，为肾所主，心主神明，凡人之思维，心肾关系最为重要，故本案治法，以宁心滋肾为主。

归脾汤加减治心脾两虚心悸失眠

艾某，女，40岁。

患者面色苍白，目眩头晕，心慌心悸，夜难入寐，合目则梦，胃纳不佳，记忆力减退，月经不调，差前落后；舌质淡，苔薄白；六脉细弱。病属心脾两虚，气血亏损之候。法宜健脾养心，补益气血为治。拟归脾汤加减：

党参24g，黄芪24g，当归9g，白术12g，朱茯神12g，炒枣仁12g，炙远志6g，广木香3g，龙眼肉15g，炙甘草6g，龙齿（先煎）15g，牡蛎（先煎）15g。

三剂，水煎，分三次服，每日一剂。

药后症减其半，饮食增进，能入睡四五小时。继以党参养荣丸调理一月而安。

诊治心得：本案为心脾两虚，气血不足，心悸失眠症。近代医学所谓"神经衰弱"，多由心脾肝肾亏损所引起，思虑过多则伤心脾，脾虚血少，无以养心，则心悸、健忘、多梦诸症纷起。抑郁伤肝，肝伤则肝阳易亢，阳亢则肾阴虚衰，于是头晕、目眩、心烦、易怒等症，更为加剧。治病求本，故以补脾养心为主，不拘泥于治失眠之一症也。

鸡子黄连阿胶汤加味治阴虚阳亢心烦不眠

成某，女，49岁。

患者近一周来，虚烦不得眠，心悸怔忡，记忆力差，精神衰疲，大便结，小便黄，舌质红，六脉细数。病属（心）阴虚阳亢之候。法宜滋阴清火，补心安神。拟鸡子黄连阿胶汤合甘麦大枣汤治之。

黄连6g，酒黄芩6g，白芍9g，鸡子黄（每次搅服一枚）3枚，阿胶（烊化兑服）9g，甘草6g，小麦31g，大枣9g。

三剂，水煎，分三次服，每日一剂。

药后诸症减轻，能入睡5小时，嘱服天王补心丸一月以善后。

诊治心得：本案为阴虚阳亢，心火独旺失眠症。方用黄连直折心火，佐白芍以收敛神明，阿胶以滋阴，鸡子黄入通于心，佐芩、连于泻心火中以补心血。水升火降，心肾相交，则虚烦解而得寐矣。又得甘麦大枣之养心安神，甘润缓急，则安眠之力更优。

安神定志汤加味治心虚胆怯失眠

纪某，男，35岁。

自述因生活不安，思想包袱重，忧思过度，心虚胆怯，遇事犹豫不决，少决断，入睡易惊易醒，不能较长时熟睡；舌质淡，无苔；六脉细数无力。病属忧思过度，心虚胆怯。法宜补益心气，壮胆安神。拟安神定志汤加味：

潞党参 12g，白茯苓 12g，朱茯神 15g，炙远志 9g，生龙齿（先煎）18g，石菖蒲 9g，琥珀末（分三次冲服）3g。

三剂，水煎，分三次服，每日一剂。

药后入睡较易，轻微惊动不感恐惧。效不改方，复诊守原方进退续服六剂以竟全功。

诊治心得： 本案为心虚胆怯失眠症。病由忧思过度，神志不易安定，故难熟睡。此症近人患之者颇多。方用潞党参以补益心气，远志、石菖蒲以壮胆安神，龙齿、琥珀以镇惊，茯苓、朱茯神以补心，共奏安神定志之功，气足胆壮，病自向愈。

温胆汤加味治痰湿壅阻胃中不和失眠

况某，女，50 岁。

病者述睡眠不好已半年，遍尝中西安神镇静药无效。入夜久久不能入寐，胸膈气闷不舒；白天头晕脑胀，四肢乏力，口淡无味，饮食不香，苔白厚腻，六脉缓濡。病属痰湿壅滞，胃中不和。治宜和中，涤痰，化浊。拟温胆汤加味：

水竹茹 12g，炒枳壳 12g，法半夏 12g，化橘红 18g，白茯苓 12g，生姜 9g，生苡仁 18g，广藿香 12g，酒黄芩 12g。

三剂，水煎，分三次服，每日一剂。

药后白腻苔退，胸膈闷满减，饮食知味，夜能入睡 4 小时以上。复诊守原方化裁，续服六剂以善后。

诊治心得： 本案为痰湿壅滞，胃中不和失眠症。经云："胃不和，则卧不安。"湿痰阻滞中宫，心肾不能相交，故难入寐。温胆汤和中化痰，扫清心肾通道之障碍，心肾相交，则不治失眠而自能安卧。

朱砂安神汤加味治心火亢盛失眠

项某，男，50岁。

患失眠症已八日。入夜精神特别兴奋，稍睡即醒，心烦口干，舌红无苔，六脉数。病属心火亢盛之候。法宜清火安神，拟朱砂安神汤加味：

黄连6g，生地18g，当归6g，甘草3g，朱砂末（分三次兑）3g，合欢花12g。

三剂，水煎，分三次服，每日一剂。

药后入夜能安睡4小时，口不干，心烦止。继以酸枣仁汤化裁连服三剂以善后。

诊治心得： 本案为心火亢盛失眠症。方用黄连为君以直折心火，生地、当归以滋阴养血，朱砂、合欢花以抑制精神之兴奋。经云："阳入于阴则寐，阴出于阳寤。"心火亢盛，犹之杲日临空，晴空万里，夜气何由来临，必也日落西山，夜气乃至。本方清火安神，制其兴奋，引阳入阴，神志得安，自无失眠之患矣。

人参养荣汤加味治思虑过度心脾两虚健忘

蔡某，男，58岁。

述近半年来，因用脑过度，感记忆力差，健忘厉害，想起前，忘了后，回忆往事，老是想不起来。此种现象，不知是否是病，特来求治。予曰：以年纪论，近六十岁之人，年老神衰善忘，为生理自然现象，不足为病。但以症状论，却非正常现象，实为健忘之候。查舌质淡，脉细弱。病系气血两亏，心脾虚损，脾失健运，心神失养，而为健忘之证。法宜补气血，养心神。拟人参养荣汤加味：

红参（先煎，另兑服）6g，炙黄芪 12g，陈皮 6g，桂心 3g，白术12g，酒当归 12g，炙甘草 6g，酒白芍 12g，熟地黄 12g，五味子 6g，白茯苓 12g，炙远志肉 6g，红大枣 6g，石菖蒲 3g，抱木茯神 12g，煅龙齿24g，朱砂末（分三次兑服）3g。

三剂，水煎，分三次服，每日一剂。

药后无不良反应，记忆力尚未见显著好转，嘱将原方续服六剂后，再配四剂研末，炼蜜为丸，长期服用，徐徐图功。

诊治心得： 本案为思虑过度，心脾两虚健忘症。人之神宅于心，心之精依于肾，而脑为元神之府，精髓之海，实记性所凭。小儿善忘者，脑未满也，老人健忘者，脑渐空也。由是而知心肾亏损，髓海空虚，实为健忘之主要因素，而脾为心之子，脾主思，故与健忘有密切关系。患者健忘，即因脾失健运，血不养心，心神失养所致。本方大补气血，以人参养营汤治其本，健忘可以渐愈，不能立求速效，故为丸徐徐图之。此方老年服之，可以改善健忘症状。

阳痿遗精

右归饮治肾阳虚阳痿遗精

程某，男，51岁。

患者面色㿠白，精神萎靡，腰酸背痛，手足无力，身寒肢冷，夜多小便，少寐易醒，胃纳不佳；阳痿，遗精，三四日一发；舌质淡，苔薄白；六脉细弱无力。证属肾阳虚衰，法宜温补肾阳。拟右归饮治之。

熟附片（先煎二小时）9g，肉桂末（分三次冲服）1.5g，熟地15g，山药18g，净枣皮12g，炒杜仲12g，枸杞子12g，炙甘草3g。

三剂，水煎，分三次服，每日一剂。

药后手足温暖，身不恶寒，腰酸背疼减轻，夜尿两次。嘱服金匮肾气丸以善其后。

诊治心得：本案为肾阳虚阳痿遗精症。肾为作强之官，阳虚则肾气衰弱，精神不振，肾失摄纳，阳痿遗精，非得大温大补之剂，病必难除。右归饮为治肾阳虚之良剂，故服之病愈。

类中风

羚羊钩藤汤治类中风

李某，男，60 岁。

患"高血压"已两年，昨日晨起，突然昏倒，人事不省，牙关紧闭，面赤气粗，痰声如锯，二便闭阻；苔黄厚，脉弦滑。辨证：肝火上炎，风阳妄动。治法：平肝、潜阳、息风。处方：羚羊钩藤汤加减：

羚羊角骨（先煎）31g，钩藤钩 15g，白芍 15g，干地龙 9g，生石决明（先煎）31g，天竺黄 9g，白茯苓 12g，淮牛膝 15g，酒黄芩 12g，僵蚕 9g，紫雪丹（分三次先服开窍）1 瓶。

三剂，水煎，分三次服，每日一剂。

药后人事稍清醒，能张口灌流汁，续进三剂，吐出黏稠痰涎碗许，黄厚苔退去，脉转弦缓，能自诉所苦。继以育阴汤调理一月而安。

生石决明（先煎）15g，桑寄生 18g，滁菊花 12g，旱莲草 18g，生地 9g，熟地 9g，生龙骨（先煎）15g，白茅根 31g，竹沥片（每次吞服4 片）1 盒。

诊治心得：本案为类中风，病情至为险恶，治不如法，每多不救。张伯龙氏谓类中风为："阴虚阳扰，水不涵木，木旺生风，而气升、痰升、火升上冲所致。"故以平肝、潜阳、息风为治，与外风治法天渊悬殊，医者临证时应严加鉴别，不可混同施治。

天麻钩藤饮加减治中风半身不遂

钟某，女，60 岁。

患者有"高血压"病史。一日晨起外出买菜，忽跌仆在地，当即言语謇涩，左半身不遂，口眼㖞斜，不能行走。午后，由人抬来医院就诊。自述颈部右侧胀痛，胸脘闷滞，心烦欲呕，口干思饮，大便结，小便黄，咯稠痰；舌苔黄燥微腻，质红，脉弦数；血压202/110mmHg。以素有肝阳上亢旧疾，知其为水枯木横为患，脉症均见水不涵木之象。治宜平肝潜阳，清热祛痰，活血通络为法，拟天麻钩藤饮加减：

天麻9g，钩藤18g，白芍12g，白薇12g，白菊花12g，酒黄芩12g，生石决明（先煎）31g，牛膝9g，桑寄生12g，全瓜蒌12g，水竹沥（分三次兑服）9g。

三剂，水煎，分三次服，每日一剂。

药后头胀痛减，仍痰稠便秘，乃遵丹溪法，治痰为先，本方同导痰合进，兼服当归芦荟丸一粒，大便遂通，痰浊亦减。前后共进八剂，胃纳恢复，惟左半身仍不遂，继以小活络丸徐徐图治，历时三月余，恢复如常。

诊治心得： 本案为中风之中腑证。中风为大病，《黄帝内经》《金匮要略》均详论及，因其名与《伤寒论》之太阳中风相混，故后世医家别称为类中风。其病因多为七情内伤，将息失宜，肾水枯涸，肝木肆横，或饮食内伤，膏粱厚味生热，引动内风所致。本案良由水不济火，心火暴盛，热而生痰，痰生风，风火上亢所致，投以平肝潜阳，清热祛痰之天麻钩藤加减方，证治相符，肝阳得潜，内热得清，痰浊得除，气血畅达，故诸症得平。

眩　晕

逍遥散加减治血虚肝郁眩晕

温某，女，40岁。

患者头晕，目眩，口苦，咽干，胁痛，睡眠不佳，神倦纳呆，记忆力减退，月经愆期，已达半年之久；脉弦微数；舌红少苔。证属血虚肝郁，肝脾失调，法宜疏肝解郁，理气健脾为治，拟逍遥散加味：

柴胡 9g，当归 12g，白芍 12g，茯苓 15g，白术 12g，炒枣仁 12g，石菖蒲 6g，炙远志肉 6g，甘草 3g，郁金 9g。

三剂，水煎，分三次服，每日一剂。

药后病减，能安眠如常，头不晕，饮食增进。嘱服八珍益母丸以双补气血，调和经脉。

诊治心得：本案属血虚肝郁，肝血不足证。此种病在妇科最为常见，近代医学家称为"神经衰弱"，无特效药治疗；中医又往往忽视，未用此方，故多失治，舍近求远，良可叹也。

天麻钩藤饮治肝阳上亢眩晕

孙某，男，50岁。

患头晕头痛已月余，时作时止，服头痛药时轻时重，迄今未愈。特去西医医院检查，诊断为"高血压"。患者平素多服中药，特来中医医院诊治。症见头痛头晕，眼花，经常失眠，工作紧张，或熬夜之后，头痛更剧，面部时感烘热，口苦，舌红，六脉弦紧有力。辨证：肝阳上亢。治则：平肝潜阳。处方：天麻钩藤饮主之。

天麻 12g，钩藤钩 15g，石决明（先煎）30g，滁菊花 12g，酒黄芩

12g，淮牛膝 12g，珍珠母 30g，炒杜仲 12g，生白芍 15g，益母草 12g，夜交藤 15g，抱木茯神 12g，焦栀 9g，桑寄生 12g。

三剂，水煎，分三次服，每日一剂。

药后症状好转，头痛头晕减轻，脉转弦缓。复诊用建瓴汤继进。

生地 18g，白芍 12g，淮牛膝 30g，柏子仁 12g，淮山药 30g，龙骨（先煎）24g，牡蛎（先煎）24g，代赭石（先煎）24g。

每日一剂，连服半月，头晕头痛消失，继以二至丸加味，调理善后。

诊治心得：本案为肝阳上亢证，西医诊断为"高血压"。初起多见头晕头痛，作止无常，或作外感治，或作头风治，头痛医头，不求其本，所以久治无功。"高血压"病，中医辨证论治，其根源在肾，其变动在肝，故治疗以肝肾二经为主，不专于降压。天麻钩藤饮平肝潜阳，为肝阳上亢之良剂，故服之获效。

二至丸加味治肾阴亏损头晕

曾某，男，42 岁。

病者患"高血压"已三年余，头脑空痛，耳鸣，失眠，心悸不宁，腰膝软弱无力，动则头晕眼花，舌红无苔，脉象细数。证属肾阴亏损，治宜滋养肝肾，拟二至丸加味：

女贞子 15g，旱莲草 15g，炙龟甲（先煎）31g，淮牛膝 15g，生龙骨（先煎）31g，生牡蛎（先煎）31g，制何首乌 24g，淮山药 15g，桑葚子 12g，鹿胶（烊化，分次兑服）9g。

三剂，水煎，分三次服，每日一剂。

药后症减，头不空痛，舌转淡红，睡眠较佳。继以杞菊地黄丸调理月余而安。

诊治心得： 本案为肾阴亏损头晕证。"高血压病"，中医分型繁多，但其根源总在于肾，肾阴亏损，则水不涵木，肝阳乃亢，故滋养肝肾为治本，平肝潜阳为治标。如肝肾阴阳平衡而无偏颇，则海不扬波，血海宁静，肝气条达，何高血压之有哉？

真武汤治阳虚头晕

赵某，女，48岁。

病者述患"高血压"一年半，右耳鸣，腰痛，夜尿频，头晕，目眩，下肢微浮肿，舌淡嫩，无苔，脉象沉迟而弱。证属病久阴损及阳，而为肾阳虚衰头晕之候，治宜温阳利水，拟真武汤主之：

熟附片（先煎一小时）12g，白术12g，白芍12g，白茯苓15g，生姜9g。

三剂，水煎，分三次服，每日一剂。

药后夜尿减，下肢肿消，腰痛头晕亦除，温阳之剂得效。继以右归饮为丸，调理善后，以巩固疗效。

熟附片（先用砂炒泡）12g，肉桂末1.5g，熟地18g，山药12g，净枣皮12g，枸杞子12g，炒杜仲12g，炙甘草6g。

三剂，共研细末，炼蜜为丸，每服6克，日三次。

诊治心得： 本案为肾阳虚头晕症。"高血压病"日久不愈，阴损及阳，或素体阳虚，均可导致肾阳虚衰，而为阳虚之候。本病阴虚者多见，阳虚者较少。阳虚之证，必须治以温阳补肾之剂，如顾虑热药为"高血压"所禁忌，不分寒热虚实，概投以滋阴沉降之药，病必加剧。阳亡而阴不独存，鲜有能生者。此中奥义，非精通阴阳之理者，不能知也。医者临证，宜细思之。

六味地黄汤治肝肾阴虚头晕

李某，男，65 岁。

自诉：患"高血压病"已三年余，近来愈剧，阵阵头晕，个人不敢单独行动，怕摔倒。兼左耳鸣，腰酸膝痛，睡眠不好，小便黄，口干；舌质红，无苔；六脉细数。辨证：肝肾阴虚。治法：滋养肝肾。处方：杞菊地黄汤加味：

枸杞子 15g，滁菊花 12g，生地 18g，山药 12g，净枣皮 12g，丹皮 12g，茯苓 12g，泽泻 12g，炒杜仲 12g，炙龟甲（先煎）12g，龙骨（先煎）12g，珍珠母 30g。

三剂，水煎，分三次服，每日一剂。

药后病减，效不更方，嘱长服枸菊地黄丸三月以巩固疗效。

肾气汤加味治肾阴阳两虚头晕

申某，男，50 岁。

诉：患高血压，已三年之久，经常头晕眼花，动则晕甚，不能左顾右盼。腰酸冷，小便频，下肢久立久坐则微肿，压之有指痕，舌胖嫩无苔。六脉沉细尺弱。辨证：肾阴阳两虚，偏阳虚。治法：温阳补肾。处方：肾气汤加味。

煅磁石（先煎）15g，炙龟甲（先煎）12g，淮牛膝 9g，熟地 15g，净枣皮 12g，山药 12g，白茯苓 12g，泽泻 6g，熟附片（先煎 2 小时）12g，肉桂 3g。

三剂，水煎，分三次服，每日一剂。

药后头晕、小便频减，腰冷肢肿减轻，嘱长服肾气丸以善后。

诊治心得： 本案为肾阴阳两虚，偏阳虚头晕症。"高血压病"日久，肝阳不断上亢，又进一步损及肾阴，阴虚又可及阳，而成肾阴阳两虚之候。人体因素禀不同，病因体异，阴阳之消长，故有偏阳偏阴之别，上案为偏阴虚，本案为偏阳虚，证候有别，治亦不同。

和肝汤治头痛头晕

谢某，男，50岁。

病者述常感头晕头痛，但不发热恶寒，时发时止，并非外感，兼目眩，面有时发红，感倦怠，易冒火，心烦难寐，夜尿四五次之多，手指发麻。六脉微弦。舌红无苔。病为血不养肝，肝气遏郁之候，若不早期图治，势必日益加重。法宜疏肝养血，拟自制和肝汤治之。

柴胡6g，川芎6g，白芍12g，女贞子12g，丹皮9g，酒黄芩12g，生地12g，炙龟甲（先煎）12g，制首乌12g，甘草3g。

三剂，水煎，分三次服，每日一剂。

药后诸症减轻，嘱每周服两剂，以预防"高血压"头痛复发。

诊治心得：本案为"高血压"之初期症状。"高血压病"，根源在肾，变动在肝。肝居胁下，冲任之血，汇于肝脏，故肝主藏血，又名血海。肝气冲和条达而不遏抑，则血脉和畅，血海宁静。若肝郁化火，则火发为怒，气逆血决，血海扬波，而血即上升。方用地黄、龟甲、首乌，滋肝肾以治其本；柴胡、川芎，疏肝以治其标；白芍、女贞子、丹皮，养血和血；黄芩清胆火，共制肝火之上逆；甘草调和诸药，共奏和肝之效。本方对"高血压"，有病能治，无病能防，故名和肝汤，亦治求其本之义也。

痹 病

防风汤加减治风痹

魏某，男，45岁。

患者外出冒风雨，一身衣服尽湿，感四肢关节痛，游走无定，发热恶风，上肢屈伸不利。苔薄白。脉浮缓。证属风痹，治宜祛风通络，佐以散寒利湿，宜防风汤加减：

防风9g，当归9g，茯苓12g，杏仁9g，羌活9g，秦艽9g，桂枝9g，甘草3g，生姜9g。

三剂，水煎，分三次服，每日一剂。

药后微汗出，发热恶风尽解，一身疼痛减轻。继以原方进退续服三剂而愈。

诊治心得：本案属风痹证。经云："风寒湿三气杂至，合而成痹。"风痹重在祛风，但亦须兼治寒湿。风不夹寒，则为和风，不能伤人，而寒湿同为水气所化，故散寒又必须利湿；三者兼顾，则收效更速。防风汤以祛风通络为主，方中防风、羌活祛风；桂枝、生姜散寒；茯苓、杏仁利湿；秦艽解热镇痛，为三痹必用之药，助羌活、防风祛风痹，其功更宏。治风先治血，血行风自灭，故以当归活血，甘草调和诸药，并以缓羌、防之散，俾风邪微汗而解。若大汗出，则邪反不去而伤正，病必不除，此又不可不知。

乌头汤治寒痹

沈某，男，50岁。

患者在地下隧道工作，感受阴寒湿气已久，近感下肢关节冷痛，以两膝关节尤甚，痛有定处，关节屈曲不利，皮肤不红不热；得热则疼痛缓解，遇寒则疼痛加剧；苔白，脉弦紧。证属寒痹。法宜温经散寒，祛风利湿为治。乌头汤主之。

制川乌（先熬4小时）6g，麻黄9g，白芍12g，黄芪18g，甘草6g。

三剂，水煎，分三次服，每日一剂。

药后关节冷痛减轻。方已获效，续服六剂，病势大减。继以大活络丹每日两粒，早晚各一次，连服一月以善后。

诊治心得：本案为寒痹证。乌头汤为治寒痹效方。乌头即川乌，大辛大热，有大毒，非久熬不能服，至少需熬4小时以上，方可服用。此药最能镇痛，为治寒药之首选，近医多不敢用，故寒痹每多久治不愈。麻黄散风寒，引乌头深入骨节间；白芍和阴利湿；黄芪固正益气，使乌头祛寒而不伤正；甘草和中解毒，更以调和诸药。

薏苡仁汤治湿痹

韩某，男，30岁。

病者患风湿已两月余，初不以为意。近一周来肢体益觉沉重，两上肢关节酸疼，有时肌肉麻木，活动受限制。天候欲雨则病势加剧；苔白腻，脉缓濡。证属湿痹，治宜利湿活络，祛风散寒。拟薏苡仁汤加味：

麻黄6g，桂枝9g，甘草3g，苡仁18g，苍术9g，台乌药12g，当归12g，黄芪12g，生姜9g。

三剂，水煎，分三次服，每日一剂。

药后得微汗，一身觉轻快。上肢关节疼痛减去十之七八，嘱续服三至六剂以竟全功。

诊治心得：本案属湿痹。痹病三气杂至，辨证易而用方难，往往顾此失彼，邪气未去，正气复伤。治疗之法，新痛忌温补，久病正虚忌苦寒。治风宜先治血，所谓"血行风自灭"；治寒宜兼补火，命火为人身阳气之根，阳气足则阴凝自散；治湿宜兼补益脾气，所谓"脾旺能胜湿，气足无顽麻"。此为治痹之要妙。病者湿痹已非一日，故本方重用苡仁、苍术以利湿；麻黄、桂枝以散风寒；当归以活血；台乌药不刚不燥，通理上下诸气，最能镇痛；黄芪补气。痹病由于气血虚弱，邪气凝滞不通，故疼痛麻木。根据"气行则血行，治血先治气"原则，合当归、台乌药以增强止痛作用；甘草和中，调和诸药，使之各得其用，一方而数善备，故病得愈。

桂枝白虎汤加味治热痹

朱某，男，35岁。

患者于昨日起，突然四肢关节作疼，痛不可触，痛处红肿灼热，关节肿胀，不能活动；阵阵发热汗出；舌红，苔黄，脉数。证属热痹，法宜清热利湿，祛风活血。拟桂枝白虎汤加味：

桂枝9g，生石膏（先煎）31g，炒知母12g，甘草3g，苍术9g，银花藤31g，生桑枝31g，黄柏9g，络石藤31g，赤芍12g，赤茯苓12g。

三剂，水煎，分三次服，每日一剂。

药后发热解，关节红肿消失。继以当归拈痛汤加减调理善后。

诊治心得：本案属热痹证。热痹由于其人内蕴湿热，感受外邪化热所致，亦有因风、寒、湿不解，久郁化热；湿热壅滞而成。治疗热痹，除清热外，亦须利湿祛风，兼以活血，因寒已化热，故不再用祛寒。是以痹之一证，可分为风、寒、湿与风、湿、热两型，不过风、寒、湿、热四者，在临证时各有所重耳。本案患者为热痹，故用白虎汤清热；二妙散除湿；桑枝、桂枝祛风；赤芍活血，银花藤、络石藤通络；赤茯苓利湿。药不单施，法须兼顾，此为治痹要诀。中医之热痹，类似近代医学之"急性关节炎"，病情较重者，除上述症状外，可出现红斑和结节及心脏受损等症，治宜化瘀血，养新血，兼理痰火，则血自活，气自调矣。

身痛逐瘀汤治气血虚弱瘀阻经络痹痛

齐某，男，56岁。

病者患慢性风湿痹痛四年余，已成痼疾。症现肩背剧痛，腰痛不能俯仰，腿痛不能行步；舌淡红，有瘀点；六脉细涩。乃病久气虚血弱，瘀阻经络痹痛，法宜活血化瘀，理气镇痛，拟身痛逐瘀汤化裁：

秦艽 12g，川芎 6g，羌活 9g，没药 6g，当归 12g，五灵脂 9g，桃仁 9g，红花 6g，制香附 9g，干地龙 9g，川牛膝 15g，甘草 6g，乌梢蛇 9g，炒穿山甲片 6g。

三剂，水煎，分三次服，每日一剂。

药后病情有所松减，腰背稍能弯曲，可扶杖在室内缓步徐行四五步。嘱续服六剂，以增效验，兼服小活络丹一月后，再随访换方。

诊治心得：本案为瘀阻经络痹痛证。风湿病久，气滞血凝，阻滞经络，痹痛加重，久病及络，非活血行瘀，则气血不能通流，气调血活，通则不痛，而痹痛自愈。风湿病久，脉络阻滞，久痹不愈，不可不知有活血行瘀之法。

黄芪桂枝五物汤加味治久痹

患风湿关节痹痛已 5 年余，迁延失治，气血虚弱，肝肾受损，病益加剧，肌肉萎缩，筋失所养，关节变形，行动困难；舌淡，少苔；六脉沉弱。症属气血虚弱，肝肾失养。治宜调补气血，滋养肝肾，拟黄芪桂枝五物汤加味：

黄芪 15g，当归 9g，桂枝 9g，白芍 9g，生姜 9g，大枣 9g，秦艽 9g，川芎 6g，熟地 15g，党参 12g，炒杜仲 15g，牛膝 6g，防风 9g，肉桂 1.5g，金狗脊 15g，寻骨风 31g。

三剂，水煎，分三次服，每日一剂。

药后无不良反应，似觉一身稍轻松，嘱原方续服半月再复诊。

诊治心得：本案为久痹，类似近代医学之"类风湿关节炎"，关节畸形，最为难治，须长期服药，徐徐图治，欲速则不达。病者应耐心服药，与医生密切合作，可以好转；并非不治之症。本方调和气血，滋补肝肾以治本，兼祛风湿以治标，标本兼顾，病可徐徐向愈。

胃痛吐酸

瓜蒌薤白半夏汤加减治胃脘痛

顾某，女，46岁。

患者胃脘痛已半年，曾多次在本市医院住院治疗，诊断为"十二指肠憩室"。因体弱不宜手术而来就医。述胃脘疼痛喜按，食后痛剧，因痛不能入寐，咽梗时呕，胸闷时痛，二便尚可，舌质淡，苔薄白，脉沉弦。脉证合参，为阳虚寒结，气机郁滞之候。治以通阳祛寒，理气止痛为法。瓜蒌薤白半夏汤加减：

瓜蒌 12g，薤白 9g，法半夏 15g，橘皮 6g，橘络 6g，炒枳壳 6g，广木香 3g，甘草 3g，炮干姜 3g。

二剂，水煎，分三次服，每日一剂。

药后痛缓，胸畅得寐，但咽梗如前。仍宗上方合半夏厚补汤加味：

法半夏 24g，厚朴 9g，白茯苓 12g，生姜 15g，苏叶 6g，薤白 6g，瓜蒌 12g，橘皮 6g，橘络 6g，炒枳壳 6g。

二剂，水煎，分三次服，每日一剂。

药后咽梗感减，胸痛日二三度发。更方去薤白加广木香 3g，兼进苏合香丸一粒。连服两剂，胸脘痛显减，纳食夜寐益佳，但痛势下移于少腹，此为肝脾失调，气血阻滞之故，易方四逆散合半夏厚朴汤加味，以和阴化滞，理气疏郁。

柴胡 6g，酒白芍 9g，炒枳壳 9g，甘草 4.5g，法半夏 15g，厚朴 9g，白茯苓 12g，生姜 9g，苏叶 6g，广东香 3g，苏合香丸 1 粒。

三剂，水煎，分三次服，每日一剂。

药后胸腹痛基本消失，胸脘不闷胀，每餐可进干饭 50g，睡眠如常。

巴蜀名医遗珍系列丛书

继以香砂六君调理半月而安。钡餐透视检查，称"十二指肠邻近段与水平段相邻处，有一小凸出阴影，钡餐充盈后，易排出，前后对比，憩室部分缩小"。

诊治心得：胃脘痛大抵以气郁与食积为患居多，一般不易骤用补药，恐补后气不通而痛益剧。但曾服攻下之品，屡发不止，审为正虚，脉来浮大空虚者，仍当培补，不可拘于"痛无补法"之说，故治痛必分虚实而治之。本案为阴盛阳虚，胸痹不宣，气机郁滞之候，故治疗以通阳祛寒，理气止痛为准则，徐徐收效，终以香砂六君补脾善后，冀脾得补而气自运，气运则清阳得升，浊阴得降，而痛自止。

四逆散加味治肝胃不和胃痛

陈某，女，45岁。

患者性嗜酒，喜辛辣厚味，患胃脘胀痛已一月，服药未效。症见嗳气泛酸，食后疼痛加剧，痛连胁下，心烦易怒，口干口苦；舌质红，苔薄黄；脉象弦数。证系肝胃不和，法宜疏肝解郁，和胃清热。拟四逆散加味：

柴胡9g，炒枳实9g，甘草6g，白芍18g，炒吴萸1.5g，炒黄连6g，延胡索（醋炒）12g，海螺蛸18g。

三剂，水煎，分三次服，每日一剂。

药后胃痛减，泛酸少。继改本方为丸，调理一月而愈。半年随访，未复发。

诊治心得：本案为肝胃不和胃痛。病由纵口腹，好食辛辣酒酪，忧思郁结，致脾胃之气升降失司，肝木乘虚侮其所胜，脾胃受克，气机郁滞，遂成此症。方用四逆散以疏肝理脾，和阴化滞；左金丸以清肝热，更加延胡索以理气止痛。延胡索为止痛要药，加以醋炒，性不燥烈，前人推为"专治一身上下诸痛"，无论头痛、胸腹痛、胁痛、月经痛、关节痛、跌打损伤痛，凡属气血凝滞所引起之钝痛性质者，均可应用。

桂附理中汤治脾胃虚寒疼痛

冯某，男，45岁。

患脘腹隐痛已两月余，吐清水，喜热饮，痛时喜按，身倦乏力，饮食无味，四肢不温，舌质淡，舌边有齿印，苔淡白，六脉沉迟，辨证：脾胃虚寒。治法；温中燥湿，补气健脾。拟桂附理中汤加味：

肉桂末（分三次兑服）3g，熟附片（先煎2小时）9g，党参12g，白术12g，炮干姜9g，炙甘草6g，佛手片9g，乌贼骨12g。

三剂，水煎，分三次服，每日一剂。

药后脘腹痛减半，手足转温，不泛清水，饮食香。嘱续服附子理中丸以善后。

诊治心得：本案为脾胃虚寒痛，故得温中健脾之剂而愈。古有痛无补法之说，此就邪实而言，其说正是。若正虚而痛，则又非补不可，以实者不可再实，故不可补，虚则不可再虚，故不能不补。"勿实实，勿虚虚"。经言微妙，岂虚语哉！

逍遥散加减治肝郁脾虚胃痛

蒋某，女，50岁。

患胃脘痛半年余，时作时止，初起饮食无碍，不以为病。近月来，嗳气泛酸，胃纳大减，大便色黑，胃痛加剧。西医院检查，钡餐透视，诊断为"胃溃疡"。服西药一周，仍胃痛泛酸，特转院服中药。查苔薄白，舌边有瘀点，六脉微弦。病属肝郁脾虚胃脘痛，法宜疏肝理脾。拟逍遥散加减：

柴胡 6g，佛手片 9g，白茯苓 12g，白术 12g，黄连 4.5g，吴萸 1.5g，白芍 12g，甘草 3g，浙贝母 12g，乌贼骨 18g，延胡索（醋炒）12g，炒五灵脂 6g，三七粉（分三次服）3g。

三剂，水煎，分三次服，每日一剂。

药后胃脘痛减，出血止，大便色转黄。复诊：用乌贼散以调理之。

乌贼骨 62g，浙贝母 24g，三七 15g。

共研极细末，每服 1.5g，白开水送服，每日三次。

诊治心得： 本案为肝郁脾虚胃脘痛，近代医学称为"胃溃疡"。患此病者，大多由于饮食不节，过饥过饱，忧思郁结，致脾胃升降失职，肝木侮土，气机郁滞而成。方用逍遥散加减以疏肝理脾；左金丸以制泛酸；五灵脂、三七粉以止血；延胡索、佛手片以行气镇痛；乌贼骨制酸止痛，又能止血，为治"胃溃疡"之有效药物。但因含有大量碳酸钙，多服易致便秘，故常配浙贝合用，既能防止便秘，又能加强解痉止痛作用，故为散以善其后。

香砂枳术丸加味治脾虚食积胃痛

沈某，女，38 岁。

病者来述，前日因过饥后饱食，致胃脘堵塞胀满作痛，恶心厌食，嗳气如败卵臭；苔白微腻，脉象滑实。证系食停脘中，消化不良。治宜理气消积。拟香砂枳术丸加味：

广木香 9g，砂仁 9g，炒枳实 12g，白术 18g，陈皮 6g，法半夏 9g，建曲 9g，莪术 6g。

三剂，水煎，分三次服，每日一剂。

药后胃痛止，嗳气除，脘膈快畅，能进饮食。

诊治心得：本案为脾胃虚，食积作痛。本方消补并用，以补为主，寓消于补，为治脾胃虚弱人消化不良之专方。盖食积胃呆，脘腹胀满，非消不可；但徒事消导，则又损伤脾胃；而脾胃虚弱，又非补不可，但徒事补益，则必脘腹痞满愈甚。在此消既不可，补亦非宜之际，只有消补并用，如此方能两顾，乃治之之上策。本案用药，得消补并用之妙，故病速愈，未生他变。

巴蜀名医遗珍系列丛书

呕 吐

小柴胡汤治少阳中风呕吐

胡某，女，15 岁。

患者一年多来，每月必发呕吐一次，先吐水，后吐食物，不能饮食，曾服中草药。近半年来，病发加勤，一月二三发，发则粒米不进，惟卧床休息 2～3 日，俟其慢慢缓解。去某西医院检查，诊断为神经性呕吐，服西药效亦不显，乃因人之介绍，来渝就诊于予。来渝时适值病发后五日，精神困乏，胃纳甚差，胸胁苦满，时欲呕逆，口苦，苔薄白，舌边微红，六脉弦细，诊毕细问其每当发病前有何预兆？曰：病发前均有外感症状，发冷发热，阵阵发作，似疟非疟。按中医辨证施治，此病乃是少阳胆经之证，证属半表半里，少阳中风，枢机被郁，不能上伸，故下克脾胃而为呕吐，不能饮食，病发前发寒发热者，以少阳经行半表半里，少阳受邪，邪并于阳则热，邪并于阴则寒故也。但得少阳之枢机利，则病发可止，胃气和而能食矣。

辨证为：少阳中风，枢机不利。拟小柴胡汤加味以和解表里，止呕降逆。

柴胡 9g，党参 12g，酒炒黄芩 9g，炙甘草 3g，生姜汁 6g，大枣 6g，炒黄连 3g，炒吴茱萸 1.5g。

三剂，水煎，分三次服，每日一剂。

嘱：此方无论病已发或未发，均可照服。后随访药服三剂，病发稀疏，呕吐减轻，连服一月，病未再发。

诊治心得：本病为少阳之气郁而不伸，故用小柴胡汤加味以转输气机。柴胡解半表半里之邪为主药，其气轻清，升达胆气，胆气条达，则肠胃结气，皆能疏散。凡饮食入胃，散精于肝，而肝之疏散，又因胆为生发之主，柴胡升达胆气，则肝能散精，而饮食可入，呕吐可止矣。黄芩退热清里，半夏、生姜和胃止呕。党参补虚，为生发之气。甘草佐柴、芩以调和内外，姜、枣佐参、夏以通荣卫而止寒热之频发。加吴茱萸、川黄连乃为口苦舌红，肝胆郁结已有化热之势，用之以清肝也。

小柴胡汤治呕吐不止

刘某，女，60岁。

患脑溢血，全瘫痪，不能饮食，每日进饮食及服药，均用鼻饲。一日感冒，发热汗出，心烦喜呕。服西药热不解，服中药桑菊饮一剂，汗止热解，唯呕吐不止。延至第四日，鼻饲任何东西，如牛奶、糖水、白开水、药水等等，打入饲管后，均立即喷涌而出，毫不受纳。予以病情如此，实难图治，大有束手技穷之感。因忆《伤寒论》原文第121条云："伤寒中风，有柴胡证，但见一症便是，不必意具。"原文第96条又有心烦喜呕之义，喜呕尤为病在少阳之确证。不得已，姑与小柴胡汤一剂以观后效。

柴胡6g，党参9g，姜半夏9g，酒炒黄芩6g，生姜6g，大枣6g，炙甘草6g。

一剂，水煎，分三次鼻饲。

药后呕吐立止，能照常鼻饲一切流汁饮食。

诊治心得：本案为少阳胆热犯胃，胃气上逆呕吐证，故用小柴胡汤一剂而呕吐止。少阳为枢，去表稍远，又未入里，故凡半表半里之证，只要病理病机相符，均可随证使用，有不可思议的疗效。

便　秘

更衣丸治老年精血不足便秘

孔某，男，60 岁。

患者系一外科住院病人，因割痔疮住院，术后不大便已六、七日，曾服泻药多次无效，继又洗肠二次，大便亦不下，甚以腹胀为苦。西医亦感无其他良好方法可施。予往诊之。病人卧床上，腹胀硬，不大便；年事虽高，精神尚佳，谈吐声音洪亮，气不馁；舌红，脉涩。予曰：病系年老血枯火秘，因一再用泻下剂伤其津液，致燥结愈甚，故大便难下。治此甚易，法宜清热润燥，便即可下，拟更衣丸主之。

芦荟 9g，朱砂末 4.5g。

上药研极细末，滴好酒少许为丸，每服 3g，日两次。药服两次，即下硬节大便半小盆，腹胀消失，药未尽剂而病愈。

诊治心得： 本案为年高精血不足，燥结便秘证，故泻下洗肠便亦不通。更衣丸系成药，今药市少有出售，须自制。此丸治肠燥便结极为神效，药后无副作用，为精血亏损便秘之首选。徐灵胎谓此药难以入口，宜慎用。予治大便不下，常用芦荟 3g 入于应证药方之中（煎剂亦可），服后大便无不应手而下，病人不觉服药困难，泻下后亦无腹痛之感。此为予六十年之临证实践，故敢录之以告来者。灵胎之言，不足信也。

黄芪汤治气虚便秘

李某，男，35 岁。

病者患内痔十年有多，曾两次手术，隔六七年许，内痔又长大如故，不能根除。常感大便困难，二三日才更衣一次，费尽气力，亦难排出，深感解便之苦。查舌淡少苔，六脉细弱无力。此为气虚便秘，法宜益气补中，拟黄芪汤主之。

黄芪62g，陈皮6g，火麻仁9g，白蜂蜜31g。

三剂，水煎，分三次服，每日一剂。

药后大便每日一次，非常通畅，毫不费力。嘱平时常服补中益气丸以巩固疗效。

诊治心得：本案为气虚便秘证。内痔便秘不畅，为气虚所致，若用苦寒泻下，损伤津液，中气愈虚，即或大便通一次，以后仍然排便困难。治病求本，气虚则无气以推动大便，必须益气顾气，则大便自通，黄芪汤大补中气，此虚利补之之大法也。

巴蜀名医遗珍系列丛书

黄 疸

茵陈蒿汤加味治阳黄热重于湿

徐某，男，25岁。

患者述患肝炎已一周。初起目微黄，小便少，身倦，厌油腥，纳差。曾去西医院检查，诊断为黄疸型传染性肝炎，服西药，效不显。症见皮肤黄亮如橘子色，一身面目悉黄，口干渴，小便黄赤，大便结燥，六脉弦数，舌质红，苔黄燥。予曰：病系阳明热盛，湿邪留滞，湿热蒸郁而成，此阳黄也。治宜清热利湿，微利大便，拟茵陈蒿汤加味：

茵陈31g，焦山栀9g，大黄3g，郁金9g，金钱草31g，虎杖15g，玉米须31g，败酱草31g。

三剂，水煎，分三次服，每日一剂。

药后身黄渐退，小便畅利，色淡黄，大便畅利，舌苔微黄，脉微弦。

复诊：拟化疸汤加减以调理善后。

茵陈15g，苍术9g，木通6g，焦山栀9g，茯苓9g，泽泻12g，猪苓12g，苡仁12g，郁金9g，麦芽12g。

三剂，水煎，分三次服，每日一剂。

药后一身黄退，饮食正常。继以小柴胡汤化裁，调理肝脾而安。

诊治心得：本案为阳黄，乃热重于湿发黄证。阳黄系湿从热化，瘀热在里，胆热外泄，与胃之浊气共并，上不得越，下不得泄，熏蒸遏郁，故身黄如橘子色。阳黄主治在胃，故以茵陈蒿汤加味清理湿热，微利大便，重在清热，栀子、大黄并用而取效。

茵陈五苓散治阳黄湿重于热

陈某，女，26 岁。

患黄疸已十日，面目发黄，头重身倦，胃纳呆，右胁痛，小便不利，腹胀便溏。曾服西药一周，病势不减。诊之，缓濡无力，苔白而腻。辨证：湿重于热，脾困肝郁。治法：利湿清热。处方：茵陈五苓散加味：

茵陈 15g，茯苓 12g，猪苓 12g，泽泻 9g，白术 9g，藿香 9g，薏苡仁 31g，郁金 9g，腹皮 6g，白豆蔻 6g，麦芽 9g，谷芽 9g。

三剂，水煎，分三次服，每日一剂。

药后小便利，色微黄，面黄渐退，大便正常，苔化，变薄白。继以茵陈胃苓汤调理半月而愈。

诊治心得：本案亦属阳黄证，但湿重于热，故与徐案治法不同，热重以清热为主，湿重以利湿为主，黄疸病在脾胃，清热利湿，要掌握分寸，如过用苦寒渗利，损伤脾胃，正气虚弱，抵抗力衰减，病必难除。反之，湿热中阻，脾困胃实，若怕用苦寒清利之剂，邪不尽去，正亦难复。医者临证，必须随证施治，药与证对，既不伤正，亦不留邪，斯为善治。

麻黄连翘赤小豆汤治外有寒邪内蕴湿热黄疸

冯某，男，31 岁。

患者述昨日起病，发热恶寒，无汗，面及眼目皆黄，小便黄少，皮肤发痒，六脉浮数，舌苔薄黄。病系外有表寒，内蕴湿热，为黄疸初起之候。法宜解表利湿，麻黄连翘赤小豆汤主之：

麻黄（煎去上沫）6g，连翘 6g，杏仁 9g，赤小豆 31g，桑皮 9g，甘草 3g，大枣 9g，生姜 9g。

三剂，水煎，分三次服，每日一剂。

药后汗出，发热恶寒解，面目黄退而愈。

诊治心得： 本案为外受寒邪，内有湿热郁蕴不解之阳黄证，故用麻黄连翘赤小豆汤微汗以散热，淡渗以利湿，热去湿清，而病自愈。本方为麻黄汤去桂枝，开鬼门而发汗，汗出则肌肉腠理之郁热、湿邪皆去。减桂枝之辛温而不用者，恐其助瘀热也。赤小豆除湿、散热、利小便，桑皮甘寒，利尿清热，共奏利湿之功，姜、枣调和营卫，佐麻黄以解外，使表里和而病愈。

犀角地黄汤加味治急黄

黄某，男，31岁。

随患者家属代述：病人平素嗜酒成癖，两日来突然发黄，胸闷气喘，烦躁不安，口渴喜饮，有时神昏谵语，衄血，胁痛，腹胀，便秘。一起病，病情即呈危象。诊舌：舌绛无苔；脉诊：六脉弦数。予曰：病系急黄证，此由平素嗜酒，脾胃积热，日久毒盛化火，深入营分，热毒上冲，故一发而呈凶象，应予急救，或可挽回，迟则难治。法宜大剂清热、解毒、凉血，拟犀角地黄汤加味：

犀角末（分三次兑药服现为代用品）3g，生地24g，白芍12g，大黄3g，丹皮9g，茵陈15g，黄连9g，栀子12g，玄参24g，板蓝根31g，连翘12g。

三剂，水煎，分三次服，每日一剂。

药后病情缓解，神志渐清，大便下，热解衄止。

继以茵陈玉露饮续进：

茵陈9g，玉竹9g，鲜石斛9g，天花粉9g，葛花9g，焦山栀9g，辛半夏 3g，广陈皮 3g，生薏苡仁 31g，枳椇子 9g，白茯苓 12g。

三剂，水煎，分三次服，每日一剂。续服一周，继以养胃汤调理而安。

诊治心得：本案为急黄证。患者平素嗜酒，脾胃蕴有积热，故一发而不可遏，势极险恶。投重剂犀角地黄汤后，幸有转机，此大幸也。调理之方，必须多服，乃能巩固疗效，浅尝辄止，难免死灰复燃，故嘱其续服一周，茵陈玉露饮本治酒疸，因借以肃清酒毒也。

小建中汤治中气不足虚黄

詹某，女，45 岁。

患者面目淡黄，精神困乏，四肢软弱无力，头晕目眩，心悸不宁，食欲欠佳，舌淡少苔，六脉沉弱。病属脾胃虚弱，中气不足虚黄证。法宜培补脾土，温运中阳为治，小建中汤主之。

桂枝 9g，白芍 18g，饴糖 31g，生姜 9g，大枣 9g，炙甘草 6g。

三剂，水煎，分三次服，每日一剂。

药后胃纳增，精神振作，淡黄不显，面色转华。继以补中益气丸早晚各服 6g，调理半月而安。

诊治心得：本案为脾虚虚黄证。黄疸后期，迁延不愈，正气日衰，每多出现虚寒证候，病较阴黄为轻，如一再失治，或过用苦寒之剂损伤脾胃，亦可成为阴黄，医者临证务宜详审，幸勿忽视。

香砂六君汤治黄疸日久脾虚湿困

李某，男，28 岁。

患黄疸已半年，西医检查，肝功不正常，中西药均服过，吃东西不香，胃口越来越差。症见右胁隐痛，脘闷恶心，食入则闷胀不舒。倦怠神疲，大便溏泻，小便微黄。苔白微腻，六脉缓弱无力。证系病久脾虚湿困，法宜健脾燥湿，芳香化浊为治。拟香砂六君子汤加味：

广藿香 6g，砂仁 6g，党参 9g，茯苓 12g，白术 12g，法夏曲 9g，陈皮 6g，甘草 3g，川厚朴 6g，腹皮 6g。

三剂，水煎，分三次服，每日一剂。

药后胃纳渐增，浊苔化，精神好转。嘱其续服香砂六君丸一月而康复。

诊治心得：本案为黄疸日久，脾虚湿困证。脾胃虚弱，化源损伤，病难以愈。中医对此种黄疸，重在治脾，不仅仅于治肝。肝病及脾，必须以治脾为主，此中医疗法不同于西医也。

逍遥散加味治黄疸后期肝气郁结

邹某，男，60 岁。

病者述患黄疸近两年，至今肝功仍不正常，右胁时作隐痛，面色淡白不华，头晕眼花，精神困顿，脘闷不舒，胃纳差，动辄生气发怒，夜难入寐，每夜只能睡眠二三时；舌质淡红，六脉微弦。证为病久血不养肝，肝气郁结所致。治宜疏肝理气，拟逍遥散加味：

柴胡 6g，白芍 9g，当归 9g，茯苓 12g，白术 12g，薄荷 3g，生姜 9g，枳壳 6g，郁金 9g，广香 6g，砂仁 6g，制首乌 18g。

三剂，水煎，分三次服，每日一剂。

药后胁痛减轻，饮食好转，心情转舒畅，能入睡 4 小时以上。嘱服逍遥丸一月以调理善后。

诊治心得：本案为黄疸后期肝气郁结证。黄疸病久治不愈，病人思想包袱重，肝气极易郁结，肝病及脾，每多此证。逍遥散疏肝理气，肝郁得之，病即豁然。本方调理肝脾，合香砂枳术丸为一方，尤为开胃健脾之无上良剂。

二至丸加味治肝阴虚肝功失常

樊某，女，35岁。

患黄疸已一年，反复发作，肝功不好，曾多次住西医院治疗，迄未全愈。症见肝区痛，头晕失眠，心悸烦躁，手足心热，时有低烧，面色淡红，小便黄，舌嫩红，脉弦细数。病系久病伤阴，肝阴亏损之候。法宜育阴养肝，拟二至丸加味：

女贞子12g，旱莲草12g，五味子6g，桑椹12g，制首乌12g，地骨皮9g，白茯苓12g，炒枣仁12g，金石斛12g，炒川楝子6g。

三剂，水煎，分三次服，每日一剂。

药后五心烦热退，面不发红，能安眠，肝区痛减。继以一贯煎，调理半月而愈。

北沙参15g，麦冬15g，生地24g，当归9g，枸杞子12g，炒川楝子6g。

诊治心得： 本案为肝阴虚，肝功久久不能恢复。黄疸日久，血虚不能养肝，肝阴亏损，故以滋阴养肝为治。肝为刚脏，体阴而用阳，阴虚证见，辛燥之剂，断不可用，误用劫肝阴，病即难图，医者切须注意。

茵陈玉露饮治酒疸

孙某，男，55岁。

患者述嗜酒有年。近三日，忽面目发黄，心中嘈杂，感到难过，小便赤、涩而不利。去西医院检查，说是黄疸性肝炎。予曰：此嗜酒之故，日久湿热内蕴，熏蒸而为酒疸也，舌苔黄腻，脉象涩数，尤为明证。法宜解酒毒，清化湿热为治。拟茵陈玉露饮主之。

茵陈15g，玉竹9g，鲜石斛12g，天花粉12g，葛花12g，焦山栀12g，广陈皮6g，枳椇子9g，京半夏6g，茯苓12g，生苡仁31g。

三剂，水煎，分三次服，每日一剂。

药后小便利，色不赤，面黄渐退，心中嘈杂解。继以栀子柏皮汤加味，调理半月痊愈。

焦山栀12g，炒黄柏9g，炙甘草3g，茵陈蒿15g。

诊治心得：本案为酒疸证。嗜酒之人，素蕴湿热，多患黄疸，重者渐成"肝硬化"。盖酒性纯阳，阴虚得之，则蒸热致损；阳虚得之，则助湿致虚。可见酒之为物，除药用活血通络外，如饮之过量，实害多利少，酒客应当引起注意，极宜戒除。

甘露消毒丹治热毒与湿浊搏结黄疸

杜某，男，40岁。

病者患肝炎已三月，中西药俱服过，曾在某西医院住院治疗月余，缠绵未愈，来中医院门诊治疗。

望诊：一身面目仍发黄，尤以面部黄染较显。面色无华，精神萎靡，舌红，苔厚腻而黄。

闻诊：口出浊气，有臭味。

问诊：脘闷，腹胀，右胁作痛，胃纳呆滞，厌油腥，小便色黄，口腻口苦，渴不欲饮。

切诊：六脉弦数。

辨证：病系热毒与湿浊搏结不化之黄疸证。

治法：清热解毒，利湿化浊。

处方：拟甘露消毒丹加减：

茵陈31g，滑石18g，黄芩12g，木通9g，石菖蒲6g，川贝母9g，连翘12g，白蔻6g，广藿梗9g，佩兰叶9g，生苡仁15g，炒建曲9g。

三剂，水煎，分三次服，每日一剂。

二诊：药后脘腹胀减，黄腻苔渐退，小便淡黄。药已生效，仍步前法，去木通，加香橼片12g，续服六剂。

三诊：药尽六剂，舌苔退尽，小便转清，胃纳增进，饮食好转。继以小柴胡汤化裁，调理旬日而愈。

茵陈四逆汤治阴黄

庞某，男，41岁。

患肝炎已半年多，中西药杂治，历久不愈。初病时面目色黄鲜亮，近月以来，面色渐变暗晦熏黄，精神益加萎顿，自觉病势转重，乃来中医院就诊。症见容光晦滞，两目浑黄，胃纳呆，两胁痛，脘闷腹胀，大便稀溏，小便淡黄，舌淡不红，苔薄白而滑，六脉沉细。证属中阳不振，脾失健运，湿蕴中宫之候。法宜温阳健脾，利湿化滞为治。

处方：茵陈四逆汤加味：

茵陈15g，熟附片（先煎2小时）12g，干姜9g，炙甘草3g，白术12g，白茯苓15g，川厚朴6g，陈皮6g，苍术6g。

三剂，水煎，分三次服，每日一剂。

二诊：药后诸症大减，守方再进三剂。

巴蜀名医遗珍系列丛书

三诊：本方服完六剂后，大便成形，脘腹不胀，面目熏黄色淡，六脉亦转有力，继进茵陈理中汤调理半月而安。

本案为寒湿阻滞，故用温化。黄疸肝炎，中医一般多用清热利湿药为治，少用阳药，如干姜、附子之类。但如病人体虚，平素中阳不足，或过投苦寒之剂，即可由阳黄而变为阴黄。更有阳虚人黄疸，亦可起病即为阴黄，此又不可不知。中西医治疗黄疸，均以利胆退黄为主，此其相同之处。唯中医治疗阴黄以温化为主，与西医治法迥然不同，中医对阳黄、阴黄治法虽有不同，但均以辨证论治，随证用药为准则。治疗黄疸，无论阴黄、阳黄，茵陈一味均为不可缺少之药，初中阶段，皆宜随证配伍使用，以茵陈功能利胆退黄，软肝清热，兼清血中之毒，既能治，又能防，为治黄疸药之首选。黄疸病湿热不重，只此一味茵陈即可治之，不须他药，此系个人临证实践之一得，特为提出。

附：黄疸论治

黄疸早在古代经典著作中已有记载，如《内经·平人气象论》说："目黄者曰黄疸""溺黄赤，安卧者黄疸"。《六元正纪大论》说："湿热相交，民病黄疸。"后汉张仲景著《金匮要略》分为"五疸"。隋巢元方《诸病源候论》分为"九疸"，元朱震亨《丹溪心法》说："疸不必有五，同是湿热。"丹溪此说，可谓开门见山，一语中的。他将黄疸分阳黄阴黄两型，尤为扼要。黄疸病的成因，大都由于感受时疫（病毒），湿浊之邪，或饮食不洁，内蕴中焦，郁蒸脾胃，脾壅肝郁所致。脾壅则失其健运，肝郁则失其疏泄，于是胆液不得下泄，溢于皮肤，遂发为黄疸。湿与热结，湿从热化，则发为阳黄。脾肾两虚，中阳不振，健运失职，湿从寒化，则发为阴黄。湿热夹毒，热化为火，毒入营血，胆液溢泄，则发为急黄。

黄疸辨证要点，根据其病因病理，主要可分为阳黄、阴黄与急黄三型。

阳黄证：湿从热化，瘀热在里，胆热液泄，与胃之浊气共并，上不得越，下不得泄，熏蒸郁遏，病发于腑，主治在胃。症见皮肤鲜黄如橘子色，发热口渴，胸脘闷满，纳差厌油，右胁轻则隐痛，重则拒按，小便黄或涩赤，舌红苔黄，脉象弦数。如热重则发高热，口烦渴，大便结，小便短少，色深黄。如湿重则低热，口干不渴，头重身倦，胃纳呆少，大便稀溏，小便不利，舌苔白腻，脉象濡缓。

阴黄证：湿从寒化，脾阳不振，胆液为湿所阻，浸润肌肉，逆于皮肤，病发于脏，主治在脾。症见肤色如熏黄，晦暗无华，神疲体倦，胃纳甚少，右胁隐痛，脘腹胀闷，大便溏泻，小便淡黄，舌淡滑，脉象弦缓。如寒重则形寒肢冷，腹满胁痛，小便清，苔白滑。脉象沉细。如湿重则身重体倦，腹满肢肿，大便稀，小便黄，舌淡滑，脉象弦缓。

急黄证：毒盛化火，深入营血，治在厥阴包络。症见突然起病，高热发黄，烦渴胸闷，神昏谵语，烦躁不安，胁痛腹胀，便秘，衄血，或皮肤发斑疹，脉象弦数，舌绛无苔。

黄疸属湿热内蕴为患，治疗原则以"清热利湿为主"。治黄大法，主要不外汗、下、清、利、温五种，如能按表里先后灵活运用，自有得心应手之妙。

阳黄治法：有表证，治宜散热利湿，如麻黄连翘赤小豆汤；里湿热证，法宜清热解毒，利湿化浊，如甘露消毒丹；湿热瘀里之阳明里实证，法宜清热利湿，微利大便，如茵陈蒿汤。此三法，一散、一清、一下，为治阳明热盛发黄之正治法。

阴黄治法：太阴湿盛发黄证，法宜通阳利湿，如茵陈五苓散；中阳不足，或过用寒凉药物而成之阴黄证，法宜温阳化湿，如五苓散加干姜、茵陈，甚者可用茵陈理中汤。但若肢厥脉迟，可用茵陈四逆汤。此二法为治阴黄之正治法。

急黄治法：法宜清热、解毒、凉血，如犀角地黄汤。重者神昏谵语，加用安宫牛黄丸。

黄疸调理善后治法：法宜调和脾胃，不思饮食，舌苔不化，小柴胡汤；胁痛胸闷，神疲少食，逍遥散；体倦乏力，消化力差，五味异功散。

黄疸久不愈，肝脾肿大治法：法宜活血化坚，鳖甲煎丸、桂枝茯苓丸加减化裁。

证候既已辨明，选方亦属重要。方依法立，药随病变。上举各方，为治疗黄疸之常用方剂，如能灵活掌握，不难解决治黄问题。惟遣方用药时，医者务须匠心独运，灵机化裁，或一方单行，或复方兼施，方外有方，法外有法，不能执一而不知权，守成而不知变。故同一方剂，甲医用之有效，乙医用之不灵，此无它，病是变的，方是板的，如不因人、因时、因地，随症加减化裁，生搬硬套，是不能解决实际临床问题的。目前患黄疸的病人还比较多，为了执简驭繁，简化方剂，特将个人六十年之经验方两个，作一简介，以备参考。

利疸退黄汤：

组成：茵陈30g，金钱草60g，山栀子12g，玉米须30g，板蓝根30g，川郁金12g，败酱草15g。

功能：清热，退黄，除湿，利胆疏肝，恢复肝功。

主治：急性黄疸型肝炎。

适应证：一身面目俱黄如橘子色，小便黄赤，发热或恶寒，口干口渴，胸脘满闷，右胁隐痛，甚则压痛，胃纳差，厌油荤，舌红苔黄，六脉弦数。

加减法：热偏重，便秘腹满，加生大黄9g；胁痛加延胡索9g，醋炒研末吞，每次3g，衄血加白茅根30g。

湿偏重，身倦头重，腹胀便溏，舌苔白腻，六脉濡缓，去山栀子，加苡仁30g、广藿香9g、白茯苓15g。

方义：经云："湿热相交，民病苦疸。"故治黄疸以清热利湿为主。本方以茵陈为君，性味苦寒，功能清热利湿，为退黄药之首选，兼能清血中毒素；金钱草性寒，利胆清热，退黄解毒，佐茵陈以加强退黄之力；玉米须甘平，功能退黄利水，三者合用，力量倍增，善能促进胆汁之分泌，加快退黄作用。败酱草苦寒，清热解毒，活血行瘀，能促进肝细胞再生和防止变性，能降酶降絮，对病毒有较强的抑制作用；板蓝根苦寒，清热解毒；栀子苦寒，清热利湿，凉血解毒；郁金苦寒，理气解郁，活血镇痛，共奏理气活血，清热解毒之效。黄疸型肝炎，为湿热相蒸，胆失疏泄，肝失条达，脾胃失其输化所致。治法关键在于清热除湿，利胆疏肝，故本方名曰利胆退黄汤。

疏肝理脾汤

组成：柴胡9g，制香附9g，制何首乌12g，炒丹参12g，纹党参12g，白术12g，三七粉（分三次吞服）3g，炒泽泻9g。

功能：疏肝理脾，调气活血，软坚通络，恢复肝功。

主治：无黄疸型肝炎。肝炎病程已久，黄疸已退，肝功不正常。

适应证：肝气郁结，脾虚食减，神倦乏力，胸脘痞闷，胁痛，四肢软弱，性情急躁，睡眠不佳，肝脾肿大，大便稀溏，小便短少，色微

巴蜀名医遗珍系列丛书

黄，舌淡红，苔薄白，脉弦缓。

加减法：本方为治肝炎久久不愈，肝功不正常之基础方。临床应用，必须结合具体病情加减施用。如湿热未尽，仍宜加茵陈、玉米须、泽泻等以利湿清热，如阴虚内热，舌红无苔，以银柴胡易柴胡，加麦冬、玄参、石斛等以育阴；如食滞不化，宜加鸡内金、麦芽、谷芽等以和中化滞。

方义：柴胡性味苦平，疏肝解郁为君，佐香附之辛平以理气镇痛。党参甘温，补中益气，白术甘温，健脾理中，共为臣药。"治肝之病，必先实脾"，故以参术为臣。何首乌性味苦温，擅长补肝血，丹参苦寒，活血祛瘀，善治肝郁胁痛，三七味苦性温，止血化瘀，消肿镇痛，并能软肝强心，三味合用，既补且攻，补不助邪，攻不伤正，此为善治。泽泻苦寒，利水济阴，佐参、术一补一泻，一开一合，相反相成，共奏补脾而不滞肝之效。肝病迁延日久不愈，肝郁脾虚，虚实互陈，必须攻补兼施，肝脾同治，故本方名曰疏肝理脾汤，亦治求其本之意。

根据《内经》关于黄疸病理的阐述，为湿热相交所致，不仅肝之一脏为病，与脾胃胆腑均有密切关系。脾与胃相表里，肝与胆相表里，肝胆又能疏达脾胃，故四者的关系十分密切。脾虚则生湿，故曰"黄疸病以湿得之"，利湿必须健脾，是为治本。胆失疏泄，肝郁为火，必须利胆疏肝。湿热久则化热，利湿必须清热。如脾阳虚，则湿从寒化，除湿又必须温阳。在整个黄疸病变过程中，其间治肝治胆，治胃治脾，或清热，或利湿，或理气，或活血，先后缓急，各有攸分，医者务须掌握分寸，不失机宜，如不从整体观念着眼，孤立的或治肝，或治胆，而置脾胃于不顾，是不够全面的。上述两方，利胆退黄汤，着重清热除湿，利胆退黄，治在胆胃，属热证实证者。疏肝理脾汤，着重疏肝理脾，调气活血，治在肝脾，为正虚邪实证。前方清热而不伤正，利湿而不损津，后方理气而不破气，活血而不耗血，照顾整体，较为全面。如能灵活掌握此两方而随证加减化裁，则执简驭繁，由博返约，乃治痘一大助也。

积聚癥瘕

疏肝理脾汤治早期肝硬化

郑某，男，40岁。

病者自述患黄疸已两年余。肝功不稳定。肝脾大，本人自己亦可触及。右胁有时痛，脘闷嗳气，胃纳甚少，小便淡黄，大便欠畅，头晕，眠差，身倦神疲，心烦易怒，舌红，有瘀点，六脉细弦。病系湿热黄疸久治不愈，情志郁结，肝胆失其疏泄，脾胃失其健运，致气血凝滞，阻塞肝络脾络，致成肝脾肿大之证，中医古名"积聚癥瘕"，现代医名曰"肝硬化"，名异而实同。法宜疏肝理脾，调气活血，软坚通络为治，拟自制舒肝理脾汤主之。

柴胡9g，制香附12g，川芎6g，党参15g，白术12g，当归12g，白芍12g，三棱6g，莪术6g，炒丹参12g，炒鳖甲12g，黄芪15g，三七粉（分三次兑服）3g。

三剂，水煎，分三次服，每日一剂。

药后自觉精神好些，胸脘感宽松，饮食稍增，无任何不良反应。嘱其将原方续服一月，再去西医院检查。后随访，肝脾有所缩小，每餐能进食60g米饭。

建议：将原方加鸡内金15g为丸，长期服食，继续观察疗效。

诊治心得：本案为癥瘕。黄疸（肝炎）迁延不愈，情志郁结，气血凝滞，脉络阻塞，多成肝脾肿大之证。本方为治肝脾肿大之基础方，临证可随症化裁，灵活运用。如湿热未尽，宜加清热利湿之品；阴虚内热，宜加育阴之味；食积不化，宜加消食之药。医之为道，非精不能明其理，非博不能致其约。处虚实之变，定顺逆之节，原疾病之轻重，量药剂之多少，贯微洞幽，不失细心，方可言医。

水 肿

麻杏五皮饮治肺失宣降脾虚湿阻水肿

陈某，男，17岁。

症状：全身反复浮肿7个月。全身浮肿，面目肿甚，眼眶红赤，腹胀如鼓，阴囊肿亮，下肢肿，按之如泥，大便微溏，小便少，舌苔薄黄微腻，脉细弱。

辨证：肺失宣降，脾虚湿阻。

治法：宣肺化气，扶脾除湿。

处方：麻杏五皮饮加味：

麻黄6g，杏仁9g，桑根白皮9g，茯苓皮18g，大腹皮9g，川陈皮9g，生薏仁12g，生姜皮6g，连翘9g，赤小豆31g。

三剂，水煎，分三次服，每日一剂。

本方服三剂，头面及上肢肿消，下肢肿亦减轻，胃纳好转，日进食270～300g。小便清长。连服十九剂，全身浮肿消失。继给大补元煎丸以滋肾气，补精髓，服丸药一月后，函访尿蛋白转阴，恢复健康。

丸方药味：

熟地100g，山药100g，枣皮50g，枸杞子100g，当归50g，杜仲50g，炙甘草50g，党参50g，黄芪50g，白术50g，五味子50g，河车粉50g。

诊治心得：本案为肺失宣降的阳水肿。阳水肿治较易，但亦有难治者，故处理时应提高警惕，胆大心细，以防他变。水肿病难治，孙思邈、徐灵胎均有此同感。徐谓"内经有利水之法，其穴有五十七处。又须调养百日，且服闭药，而此法失传，所以十难疗一。余所治皆愈而复发，遂至不救。虽因病者不能守法，亦由医治法不全耳。惟皮水、风水则一时之骤病，驱风利水，无不立愈，病因各不同也"。

实脾饮治脾阴虚衰湿阻水肿

曾某，男，40岁。

症状：全身反复浮肿发作三月余。大腹膨满，下肢浮肿，按之没指，胃纳不佳，每餐进食约30g，食已反胀，夜眠差，大便稀溏，次数多，小便短少；苔薄白微腻，脉细弱。

辨证：脾阳虚衰，水湿内聚。

治法：健脾和中，燥湿利水。

处方：香砂胃苓汤加减：

广木香6g，香砂仁6g，制苍术9g，川厚朴9g，川陈皮9g，甘草3g，炒泽泻12g，猪苓12g，白术9g，纹党参12g。

三剂，水煎，分三次服，每日一剂。

本方连服三剂，效果不显，腹泻更甚。旋即换方用实脾饮以温运脾阳，除湿利水为治。

处方：实脾饮：

川厚朴9g，广木香9g，焦白术12g，草果仁6g，熟附片（先煎2小时）12g，炮干姜12g，炙甘草3g，纹党参12g，木瓜9g，大腹皮9g，白茯苓12g。

七剂，水煎，分三次服，每日一剂。

服药一剂后，腹胀大减，胃纳增加，日进食270克，大便次数减少。服至第七剂，下肢浮肿消尽，小便增多，大便泻止，惟腹仍胀气，腹水未消尽，乃于原方加重行气药份量，厚朴加大为18克、广木香加大为 12g，气行则水行，续服一剂，腹胀迅速消失，腹水亦尽，病告全愈。

诊治心得：本案为脾失健运阴水肿。阴水较阳水更为难治，初诊用香砂胃苓汤无效，复诊投实脾饮始奏肤功，继又加重行气之药腹水消尽方告全愈。治疗水肿病，务须全力以赴，不容大意。

真武汤治肾阳虚水不化气水肿

夏某，男，35岁。

症状：全身反复浮肿2年余。腹胀，大便溏泻，畏寒肢冷，腰痛，小便少，胃纳呆，舌质淡，苔薄白，脉沉细弱。

辨证：脾阳失运，水湿内聚。

治法：温运脾阳，除湿利水。

处方：实脾饮加减：

川厚朴 9g，广木香 6g，焦白术 12g，草果仁 6g，大腹皮 9g，白茯苓 12g，熟附片（先煎 2 小时）12g，炮干姜 12g，炙甘草 3g，炒杜仲 12g。

七剂，水煎，分三次服，每日一剂。

本方连服七剂，浮肿未减，诸恙如故。复诊：

辨证：肾阳虚衰，水不化气。

治法：温暖肾阳，化气行水。

处方：真武汤合五苓散主之：

熟附片（先煎 2 小时）12g，生姜 9g，茯苓 15g，白术 15g，白芍 9g，桂枝 6g，炒泽泻 9g，猪苓 12g。

七剂，水煎，分三次服，每日一剂。

本方服至第七剂，除腹胀腰痛稍减外，余症同前。因稍稍见效，遵"效不更方"之训，守方续服至十二剂，小便增多，下肢肿渐消退，腹胀大减，胃纳转佳，每餐可进食60g以上。服至三十六剂，腰痛、腹胀、浮肿基本消失而病愈。

诊治心得：本案为肾阳虚衰的阴水肿。阴水多属难治，抑或一时轻快，旋又复发。本例在治疗过程中，亦多曲折，初服实脾饮温脾罔效，继用真武汤温肾方始奏功，医者如不坚定信心，守方到底，效亦难期。

大补元煎治肾阴虚水肿

陈某，男，25岁。

症状：主诉全身反复浮肿一年又二月。面目四肢阴囊均浮肿，下肢更甚，按之如泥，胸肿不显；精神倦怠，胃纳少，腰胀痛，大便欠畅，小便少，苔薄白，脉细弱。

辨证：脾肾阳虚。

治法：温阳行水。

处方：五苓五皮加减：

肉桂9g，白茯苓15g，炒泽泻12g，猪苓12g，白术12g，大腹皮12g，炙桑皮12g，炒杜仲12g，生姜皮12g。

三剂，水煎，分三次服，每日一剂。

药后效不显，亦无不良反应。复诊考虑温阳行水无显效，继用实脾饮以实脾利水，服药三剂，面目下肢浮肿渐消，惟阴囊仍肿大。换方用真武汤以温肾行水，四肢肿尽消，而阴囊肿仍在。后用济生肾气汤以温肾化水，阴囊肿消失。经以上四个阶段的不同方治，全身浮肿基本消退，惟下肢踝关节余肿持久不消，达两月之久。同时出现口干，咽红，小便黄赤而少，舌红无苔，脉象细数。

脉证合参，辨证为阳损及阴，肾阴虚余肿。

治法：滋肾阴，补精髓。

处方：大补元煎汤加味：

太子参30g，干地黄30g，枣皮20g，枸杞30g，当归15g，炒杜仲20g，炙甘草6g，白术15g，黄芪30g，河车粉（吞服）18g，五味子12g。

每日一剂，水煎服，日三次。

本方连进二十五剂，小便清长，口干咽红消失，踝关节余肿全消，胃纳正常，精神饱满。最后以本方为丸善后。一年后复查，肾功能正常。

诊治心得：本案初期为阴水肿，继转化为阳水肿。阳虚不能化水，故病阴水，阴虚不能化水，故病阳水，此阴阳消长互根之理也。水肿病踝关节余肿最为难治，本例走了很多弯路，经多次换方，最后方收全功。

附：水肿论治

中医的水肿，类似近代医学的"肾炎"，为目前常见病之一。早在《内经》中已有论述。《内经·阴阳别论》曰："三阴结谓之水。"三阴为手太阴肺、足太阴脾、足少阴肾三脏。结者，邪气郁结，脾失健运，肺失清肃，不能通调水道，气不化精而为水。胃为水谷之海，水病莫不本之于胃。为什么《内经》将水肿责之于肺脾呢？其原因为如果足太阴脾能转输水精于上，手太阴肺能通调水道于下，那么就无所谓水肿了。由于脾肺二脏之气郁结不化，所以胃中之水浸灌表里内外无处不到。这样看来，脾肺对水肿的关系非常密切。但更为重要的是肾脏。《内经·水热穴论》说:"肾者,胃之关也。关门不利,故聚水而生病也。"何谓关?关者,可出入之义也,肾主下焦,膀胱为府,开窍于二阴,肾气化则二阴通。肾气不化则二阴闭,闭则胃上满,故肾为胃之关。肾司开阖,肾气从阳则开,阳太盛,则关门大开,水直下为消。肾气从阴则阖,阴太盛则关门常闭,水不通而为肿。经文又以肾本肺标,相输俱受为言,则其相互联系亦极重要。很明显,水肿病是以肺脾肾三脏为主要致病脏器,兹分述其重要意义。

肺脏:肺属金,主气,助心主治节,主肃降,通调水道,外合皮毛,总摄一身之元气。元气即先天元阴元阳之气,为先天之精所化,系人身生命之根。《内经》谓"阳为外卫",此天之象也,天以气运于外,而摄于水,地以形居于中,而浮于水,是气也,即夫之谓也。其为气也,至清,至刚,至健,故能摄水载地而永远不息。以人身为喻,阳气外卫,此天之象也;其包裹骨肉脏腑于其中,此地之象也;血行于皮里肉腠,昼夜周流无端,此水之象也。人生活于空气之中,故肺在人身,极为重要,呼吸闭塞或衰竭,即可立即引起死亡。外邪侵袭,无论伤寒、温病,或从皮毛袭于卫分,或从呼吸侵于上焦,均系肺之为病。以水肿论:如风寒外侵,肺气郁闭失于宣降,则气不化精而化水,故风水、皮水多从肺论治,以水气不化为病机,法宜宣肺化气,其治在肺。

脾脏:脾属土,为万物之母,助胃清化食物,主营卫、肌肉、四肢,为气血生化之源。《内经》云:"饮食入胃,游溢精气,上输于脾,脾气散精,上归于肺,通调水道,下输膀胱,水精四布,五经并行。"夫人之病,不属于气,即属于血,五脏六腑,莫能外焉。无论外感内伤,人有胃气则生,无胃气即死,故诊脾气(即胃气)之有无,为决生死之关键,经云:"脾胃者,仓廪之官,五味出焉。"以治疗论,无论所服何药，莫不通过脾胃而起作用。如寒邪中太阴，则温脾肺，温脾肺必温胃；寒邪中少阴，则固心肾，固心肾即固胃；寒邪中厥阴，则疏肝及心包络，治肝与心包络，即无异于治胃。许叔微云"补肾不如补脾"，以脾安则土能生金，金为水源，水安其位，又土能制水，故脾安则肾愈安也。夫上焦如雾，中焦如沤，肺为水之上源，肺失通调，则上焦之水不治，水不化气，而中焦之水湿内聚，脾失健运，水湿逗留，故溢于肌腠而为肿，其治在脾。

肾脏：肾属水，主藏精，为天一之源，司二阴，系人身生命之根蒂。水为万化之源，无形之本，土为万物之本，有相之基，二脏安和，一身皆治。肾为水脏，元阳寓焉。肾有两枚，以诊法言，左者为肾，右者为命门，故右尺诊相火，左尺诊肾水。以生气言，则两肾皆属水，其真火实居两肾之间，即经曰，七节之旁，中有小心是也。脾胃为水谷之海，命门为精血之海，均为五脏六腑之本。然命门为元气之根，真火之宅，一阳居于二阴之间，为熏育之主，而五脏之阴气非此不能滋，五脏之阳气非此不能发，而脾胃为中州之土，非此不能生，细而分之，戊土生于离宫之火，己土生于坎中之火。故必春气始于下，则三阳从地起，而后万物得以化生，岂非命门之阳气在下，总为脾胃之母，故脾胃为灌溉之本，得后天之气也，命门为生化之源，得先天之气也。命门火衰，不能制阴寒，温养脾土，阴盛阳衰，则阴不从阳而精化为水，故水无所主而妄行，泛滥全身而水肿，其治在肾。

水肿之成因既明，其治法可得而言。医之治水肿，如禹之治水，因势利导，行其所无事。《内经》以开鬼门，洁净府，去菀陈莝，三法为治。仲景遵之而撰《金匮·水气证治》篇，谓腰以上肿宜发汗，腰以下肿宜利小便，以五水论治。五水之外，仲景又以水气波及五脏，又提出五脏水肿不同之证治。迨至金元，水肿论治，各有所重，张子和主攻逐，朱丹溪主补脾，谓大法宜大补中宫。至于明清，持论又有所不同。喻嘉言主肺脾肾三脏论治。李士材主脾肾双补，谓察其实者直清阳明，苟涉虚者，温补脾肾。其有不大实不大虚者，先以清利见功，继以补中调摄。唯独景岳独重治肾，谓肾为先天生气之源，若先天之气亏于下，则后天胃气失其所本，而由脾及肺，治节不行，是以水积于下，则气壅于上，而喘胀由生，但宜峻补命门，使气复元，则三脏皆安。李用粹则谓治水宜随证治之，宜汗，宜下，宜渗，宜清，宜燥，六者之中，变化莫拘，或一法独用，或数法兼施。唐容川谓可下之，水不去，则温补无益，如十枣汤之类急夺之，然后再议温补，盖水不能自小便利，则必从大便泻也。综上论治，可见水之起也，始于皮毛与上焦，为肺失治节，气不化精而化水，故治宜发汗（开鬼门），宣肺化气以行水。若上焦不治，则水泛中焦，脾失健运，水湿逗留，溢于肌肉而为肿，治宜健脾通阳，以除湿利水（洁净府）。中焦不治，则水聚下焦，肾失所主，水湿泛滥全身而为肿，治宜补肾温阳以行水。此为水肿之正治法。如水与热结，积聚成形，大腹胀满，则发汗，利小便，温阳行水，均非对症治疗，治宜攻逐（去菀陈莝），使之由大便而下，方能奏功。再有水气已去，下肢余肿久不消尽，最为难治，则视其气虚、血虚、阴虚、阳虚而补养之，又不拘于发汗，利小便，攻逐等法。水肿治肺，治脾，治肾三者俱不可缺，在治疗过程中，根据整体恒动观辨证，各有其阶段与重点，而三脏又互有联系，不可分割，或肺脾同治，或脾肾同治，或肺脾肾同治，不可执一而废其他，斯为善治。水肿既久，肺脾肾三脏日虚，肺失通调，脾失转输，肾失开阖，三焦失其决渎，膀胱失其气化，水湿停留，大经小络，尽皆腐浊，津液与血，悉化为水，故水肿日久，无不气血两亏。肾为精血之脏，肾虚则封藏失司，摄纳无权，精关不固，以至于出现血尿和蛋白尿。水肿善后调理，惟有培养中宫，双补气血，益精填髓，收摄下元，长期调治，方能有济。

治法已辨，用药宜知。水肿日久，先天既已亏损，必赖后天以养，所谓"补肾不如补脾"，故首当培养中宫，宜用人参之甘寒以大补元气，黄芪之甘温以补虚，先后天得补，则化源不绝，气血之生有源。以阴无阳不长，故补先天之气为第一要义。然阳无阴亦不生，已投补气之药，必伍以补血之品，当归甘温而润，地黄甘寒而腻，一补血脉，一填精髓，各有所归，俱不可少。如此用药，既能培养中宫，亦可双补气血，一举而两得，则精髓之生，先打下物质基础，则肾之藏精，可以逐渐恢复。但尤须以补肾益精之药为佐，则收效更速。如五味子，性味酸温，为收藏肾气之要药。肉苁蓉性味甘温，强阴益精，其力甚优。他如菟丝子性味辛平，生精益气，而桑螵蛸味咸性平，入肾益精，其力亦优。至于鹿角胶，味甘性平，补益精血之力更大。精血既已得生，同时又非固涩精关不可，否则关门不固，精血时时漏下，又徒劳而无益，宜用龙骨之味甘性平，最为黏涩，对于收敛正气，固涩精关，尤为得力；并伍以白及之性味苦平，解毒生肌。惟填髓之药，甚难以求，人之精非气非血，而为气血所化，为人身最可宝贵之物，气血皆有补法，而精髓独少补法，此肾功之恢复之所以不易也。然又非绝无一物可以补者，有之，则为煅干漆也，此药性味辛温，主绝伤补中，续筋骨，填精髓，安五脏，此以树之脂膏（精髓），补人之精髓，亦同气相求之义也。

小便失禁

六味地黄汤加减治小便失禁

宋某，女，26岁。

患者小便失禁，不能行动，动则尿流，尿意频数，溲后小腹坠胀，腰痛，白带时下，头晕，嗳气，纳食可，舌质淡，苔薄白，舌体胖，两侧有齿痕，脉沉细、尺弱。证属脾肾两虚，以肾虚为主，而膀胱失约，中气不足是其病机。治以补肾固涩，益气升陷，以六味地黄汤化裁为治，兼进补中益气丸佐之。

熟地18g，山药30g，净枣皮12g，茯苓12g，丹皮9g，益智仁9g，炒杜仲24g，桑螵蛸12g，太子参9g。

两剂，水煎，分三次服，每日一剂。补中益气丸日三次。

药后小便失禁明显减轻，除活动剧烈后有小量尿液溢出外，余症均除。继守方连进六剂，症状完全消失，随访数月未发。

诊治心得：经云："淫气遗溺，痹聚在肾。"又云："水泉不止，是膀胱不藏也。"肾与膀胱，一表一里，膀胱不藏，源于肾气之虚。本案肾虚又兼脾气不足，治以补肾兼顾中土，斯为善治。

补中益气汤合生脉散治小便失禁

陈某，女，29岁。

患者小便失禁，时时流出，不敢行动，动则流甚，尿频，阴部坠胀难忍，气短乏力，时咳，纳差，四肢冷，面色㿠白，苔薄白，舌质淡，六脉细弱。西医诊断为"神经性尿频"。中医辨证属肺脾俱虚，肾失摄纳之候。法当肺脾肾三脏同治：以补脾肺为主，滋肾为辅。补中益气汤合生脉散加减：

太子参 30g，五味子 6g，麦冬 21g，甘草 3g，升麻 3g，柴胡 5g，黄芪 30g，炒知母 9g，京半夏 9g，白茯苓 9g。

两剂，水煎，分三次服，每日一剂。

药后尿失禁消失，阴部坠胀亦减，加用淮山药 31g，桔梗 12g，着重滋养肺气，兼以止咳。

太子参 31g，淮山药 31g，五味子 6g，麦冬 12g，炒知母 9g，甘草 3g，桔梗 12g，升麻 3g，柴胡 5g，京半夏 9g，白茯苓 9g。

三剂，水煎，分三次服，每日一剂。

药后尿频、阴部坠胀消失，诸症悉除。继以六味地黄丸 6g，早晚各一次，续服半月以调理善后。

诊治心得：本案小便失禁，与前宋案同，而治疗各异。小便失禁原因不一，前案以肾虚为主，本案以肺脾两虚为主。《金匮翼》云："水虽主于肾，而肾上连于肺，若肺气无权，则肾水终不能摄。"《仁斋指直方》云："肾与膀胱俱虚，内气不充，故脬中自滑。"是以肺气失权则脬气不固，脾肺俱虚，故溲便为之变；肾失摄纳，故小便失禁，一般治法，小便失禁，多以治肾为主，以肾司二便之故。但医者必须审证求因，若徒治肾，亦难收效。两案治疗有如下特点：前案治肾为主，以六味地黄汤加味，本案以脾肺为主，以补中益气汤合生脉散加减，此为同病异治之法。两案均于先后不同阶段服补中益气丸与六味地黄丸。此又有异病同治之意，辨证不同，治法先后各殊。

癃 闭

滋肾丸治关格小便不通

周某，男，40岁。

病者患肾炎已月余，住某职工医院治疗。近三日来，忽然小便不通，点滴而出。病者家属惶恐万分，提出邀请中医院中医会诊。症见小腹胀，大腹肿，小便涩痛，点滴而出，色赤；至今四日，未正式解过一次小便；口干不欲饮，舌红少津，六脉沉数。证属热结下焦，肾与膀胱俱热，无阴则阳无以化，故小便不通。法宜滋肾泻火。滋肾丸主之。

黄柏12g，炒知母12g，蒙桂末（分三次冲入药服）1.5g。

三剂，水煎，分三次服，每日一剂。

药后小便通利，危象解除。

诊治心得：本案为关格小便不通证。经云："无阳则阴无以生，无阴则阳无以化。"膀胱者，洲都之官，津液藏焉，气化则能出矣。本案小便不通，为肾阴亏损，无阴而阳气不化，故用大苦大寒之黄柏、知母以滋肾泻火，肉桂（蒙桂即肉桂之上品）为引以化气。三剂而小便通。中医之关格病，类似近代医学之"尿毒症"。肾炎晚期，肾功能衰败，多出现此症，往往难救。本案有似尿毒症之热毒型，医者临证时可再实践，此一治验，聊供参考云尔。此外，如加用少许麝香末贴脐上，用纱布固定，通小便更速，屡试屡验。

升陷汤加减治气虚下陷小便不通

周某，女，60岁。

患者素有内痔，每次大便必脱出，便后须用力按压始能复位。一日因大便硬结，费尽力气始将大便排出，但脱出之内痔，用尽按压方法，亦不能使之进入肛内。内痔坠出已两日，唯卧床休息，不可起动。与此同时，因痔疮脱出后，小便亦不通，少腹胀满，前后阴俱感坠胀，甚以为苦。舌诊：淡嫩无苔。脉诊：沉弱无力。此属气虚下陷，升降失司而小便不利。原于大便时努责伤气过甚，得气升，则小便通，而内痔亦即收入。法宜益气升陷，拟外陷汤加减：

升麻9g，柴胡6g，桔梗9g，黄芪31g，知母9g，净枣皮9g，党参24g，车前仁9g。

三剂，水煎，分三次服，每日一剂。

药后小便利，内痔回收，嘱长服补中益气丸以善后。

诊治心得：本案为气虚下陷，小便不利证。经云："中气不足，则二便为之变。"如见病治病，以利小便为能事，则小便非但不利，反因利伤正，而病将益剧。小便出于气化，气不化则小便不利，气化得行，则小便自通。此患者小便不通，原于气虚下陷，得气升，则气化行，而小便自利。小便不利用利法，为治小便之常法，医者又当知其权法，执常而不知权，非医之良也。

淋　证

小蓟饮子加味治血淋

盛某，女，35岁。

三日来感尿频、尿急、尿道灼热刺痛，小溲色赤，肉眼可见；舌红，苔黄，脉沉数，病属湿热下注，肾移热于膀胱之候，治宜清热通淋，凉血止血。拟小蓟饮子加味：

小蓟30g，生地24g，木通6g，竹叶9g，甘草梢3g，飞滑石18g，焦栀子9g，炒蒲黄6g，藕节30g，苎麻根30g。

三剂，水煎，分三次服，每日一剂。

药后小便通利，尿痛消失。继以导赤散化裁，清理而愈。

诊治心得：本案为血淋证。类似近代医学所谓"尿路感染"，系热结下焦，迫血妄行，小便色赤，故以通淋凉血为治而愈。

石韦散加减治石淋

王某，男，30岁。

述腰痛已月余，时作时止，不以为意。近三日来，感腹胀结急，排尿刺痛，小便色赤，觉有物阻塞尿道，痛苦万分。舌红，苔黄，脉数有力。病为湿热蕴结下焦，灼烁津液，尿中杂质凝结而成石淋之证。法宜消石通淋为治，拟石韦散加减：

石韦15g，冬葵子15g，瞿麦12g，滑石15g，海金沙12g，车前仁（布包）15g，金钱草93g，鸡内金12g，小蓟30g，焦栀仁12g。

三剂，水煎，分三次服，每日一剂。

药后尿痛减，小便转黄，排尿稍通畅。效不更方，嘱将原方再进一周。药后排出砂石如绿豆大者六粒。继以二神散调理半月而安。

海金沙 24g，飞滑石 18g，二味共研极细末，每服 6g，入蜜少许，以麦冬 15g，车前仁（布包）15g，煎汤吞服，每日三次。

诊治心得：本案为石淋证，系湿热积聚而成，故以消石通淋为治，积热清，结石化，而病得愈。如结石过大，则难排出，化亦非易，必须西医手术治疗，幸勿以清化之法为万能也。

补中益气汤治气淋

戚某，男，60 岁。

患小便涩滞难出，解后淋沥不尽，已逾旬。初起不以为意，三日来逐渐加甚。下腹及阴囊坠胀不适，四肢发冷，舌质淡，苔薄白，六脉沉弱无力。病属脾肾气虚，而为气淋之候。法宜补脾温肾，拟补中益气汤加味：

党参 18g，黄芪 31g，当归 6g，白术 12g，升麻 6g，柴胡 6g，甘草 3g，陈皮 6g，熟附片（先煎 2 小时）6g，肉桂末（分 3 次服）3g。

三剂，水煎，分三次服，每日一剂。

药后小便畅解，无涩滞感。继以补中益气丸调理而安，随访半年未复发。

诊治心得：本案为脾肾气虚气淋证。病因气虚，气化不及洲都，小便涩滞，余沥不尽，老年人多患此证。

鹿角地黄汤治膏淋

李某，男，50 岁。

患者述排尿不畅已一周，以为暑天饮水少，汗出多所致。昨日见小便浑浊如米泔水，甚为诧异，夜以便盆盛之，晨起视之，脂腻如膏；舌质淡，苔薄白，脉沉弱。病系肾虚不能约制脂液，故小便为之浑浊，名曰膏淋。法宜滋肾固精。拟鹿角地黄汤为治之。

鹿角霜15g，熟地黄12g，炒菟丝饼9g，桑螵蛸9g，枸杞子12g，金樱子9g，净枣皮9g，五味子3g。

三剂，水煎，分三次服，每日一剂。

药后病减，小便澄清。嘱续服金匮肾气丸半月以善后。

诊治心得： 本案为肾虚不能约制，土气失于坚凝而成膏淋之证。肾气固，脾自坚，则小便澄清而病愈。

六味地黄汤加味治劳淋

金某，女，35岁。

患血淋已两年，时轻时重，时愈时发，始终不能彻底。曾多次住院治疗，治愈出院，旋因房劳又反复发作。症见尿急，尿频，尿痛，腰酸，四肢乏力，身体瘦弱，手足心热，食欲不振，口干不欲饮，舌红无苔，六脉细数。病系肾阴亏损，房劳复发。法宜滋阴补肾。尤须杜绝房事。拟六味地黄汤加味：

生地18g，净枣皮12g，淮山药12g，丹皮9g，白茯苓12g，炒泽泻9g，五味子9g，麦冬12g，女贞子12g，旱莲草12g，黄芪12g，桑寄生24g。

三剂，水煎，分三次服，每日一剂。

药后诸症均减，以病久肾阴亏损非片药可除，嘱原方续服半月，继以六味地黄丸长服以善后。

诊治心得： 本案为淋病经久不愈，遇劳（房劳、劳倦）即发之劳淋证。凡肾病治愈后，贵在病者善于摄养，在医嘱之一段时间内，杜绝房事，勿妄作劳，犯之必复发，久久不愈，肾功衰败，即成难治之症。故医之善治，莫若病者之善养，此真药石之言，病者宜作为座右铭。

头　痛

清震汤治雷头风

刘某，男，46 岁。

患头痛已三年，遍试中西药收效不显。痛时头上起核，"脑响"如雷鸣。舌红，苔薄白，六脉数。病系内郁痰火，风热外束。古人名为雷头风证。法宜升清降浊，散热止痛为治。拟清震汤主之：

升麻 9g，苍术 9g，鲜荷叶 1 大张。

三剂，水煎，分三次服，每日一剂。

药后头痛愈，"脑响"亦止，三年之疾，三剂而已。快哉！

诊治心得：本案为雷头风痛，与一般头痛有深浅之分，浅而近者名头痛，深而远者名头风。头为诸阳之会，若其人素有痰火，又外束风热，致令郁热作痛。本方用升麻之辛寒以升清止痛；荷叶苦平以散热；苍术辛温，燥湿降浊。盖震者，雷也，震仰盂，用青荷叶者，象震之形与色也，故重用荷叶而病愈。

补中益气汤加味治气虚头痛

杨某，男，55 岁。

患头痛已半年，时作时止，医作外感风寒治，至今未愈。见症头痛绵绵，朝重夕轻，过劳则痛势加剧，休息则痛又减轻，似病非病，不可捉摸。精神短少，食欲不振，面色少华，唇色淡白，舌质淡，苔薄白，六脉细弱。病为气虚头痛，治宜补中益气。拟补中益气汤加味：

黄芪 31g，红参（另煎兑服）6g，白术 9g，白芍 9g，当归 9g，陈皮 6g，甘草 3g，柴胡 3g，升麻 3g，川芎 9g，蔓荆子 6g，天麻 15g。

三剂，水煎，分三次服，每日一剂。

药后头痛大减，精神好转。嘱续服三剂后，继以补中益气丸善后调理。

诊治心得： 本案为气虚头痛证。头为清阳之府，诸阳之会，五脏六腑之气血皆上会于头，五脏六腑发生病变，均能影响头部而为痛。病者为气虚不足以上养头部，故头痛绵绵达半年之久，时作时止，非外感头痛，十分显然，医作外感治，此误也，得补中益气而痛顿失，此虚则宜补之也。若仍头痛医头，习用一般头痛治法，而不辨证求因，则病愈无日矣。

四物汤加味治血虚头痛

沈某，女，45岁。

患头痛已三月，午后痛甚，如细筋牵引，痛连眼梢角，目涩，心悸，舌淡红，脉细弱。病属血虚头痛。法宜补养气血为治。拟四物汤加味。

生地18g，当归12g，酒炒白芍15g，川芎9g，蔓荆子6g，炙甘草3g，菊花3g，酒芩6g。

三剂，水煎，分三次服，每日一剂。

药后头痛减大半，嘱续服三剂，继以八珍丸调理之。

诊治心得： 本案为血虚头痛证。病久气血虚损，气虚则滞，滞则血瘀，头为五脏六腑气血之会，头部经络阻滞，血虚不足以上养头部，故令头痛。四物汤一方面补血，活血，行血三者兼备，佐以蔓荆子、菊花引经上行，故血虚得之而愈。

巴蜀名医遗珍系列丛书

六味地黄汤加味治肾阴虚头痛

吕某，男，60岁。

患者头脑空胀而痛，作止无常，已六月余。眩晕耳鸣，记忆力差，腰酸足软，面色暗淡。舌红无苔。六脉沉细而数。病属肾阴虚损头痛，法宜滋补肾阴。拟六味地黄汤加味：

熟地24g，净枣皮12g，山药12g，丹皮6g，白茯苓12g，泽泻9g，甘枸杞15g，五味子9g，天麻15g，菊花6g。

三剂，水煎，分三次服，每日一剂。

药后病减，头脑不空痛，腰酸耳鸣亦减轻，方已获效，嘱续服一周以巩固。

诊治心得： 本案为肾阴虚头痛。脑为髓海，为肾所主，头脑空胀作痛，显系肾亏髓海不足之候。六味地黄补肾滋阴，肾固髓充，则头痛自愈，此为上病下取之治法。

二陈汤加味治痰湿头痛

申某，男，45岁。

患头痛月余，天阴雨则痛作，俗谓"信天气"。头部昏蒙如戴重物，胸脘满闷，呕吐痰涎，食欲呆滞，身重懒言，眼睑微肿，苔白腻，脉滑。病属痰湿头痛，治宜燥湿化痰。拟二陈汤加味：

法半夏12g，白茯苓15g，陈皮9g，甘草3g，川芎9g，藁本9g，苍术9g，天麻9g。

三剂，水煎，分三次服，每日一剂。

药后头痛减轻，痰涎稀少，白腻苔退。嘱续服六剂后，继以陈夏六君丸以善后。

诊治心得： 本案为湿痰头痛证。丹溪云："杂病头痛多主于痰，甚必兼火。"头为天象，六腑清阳之气，五脏精华之血，皆会于头。如经气上逆，干犯清道，不得运行，则壅遏而为痛。本案为痰湿蔽覆其清明，故头昏矇而痛。二陈健脾燥湿，理气和中，痰浊去，清阳升，则头痛愈。痛证中唯头痛最为常见，外感杂病均有之，患者以头痛为苦，医者治头痛久久无功，亦最感头痛。痰湿之体，尤多此症。二陈汤治头痛，效果较佳。

六味地黄汤合四物汤治头风

尹某，男，41岁。

患者头痛年余。病初仅后枕部麻木，继而延至头顶疼痛，剧烈时头如火灼，如刀割锥刺，知觉丧失，苦楚莫明。走路迷失方向，白日站立做梦，耳闻声响则头痛加剧。胃纳呆滞，入夜失眠，手足心热。迭经诊治，均无效果。初步诊断为神经性头痛。查形容憔悴，精神恍惚，舌质红，脉沉数略弦。病属肝肾亏损，上实下虚，血虚失养，气乱于上而为患。治宜上病下取，滋肾养肝，益气生血，佐以息风为治，使血得养而风自除。六味地黄汤合四物汤加减：

生地18g，净枣皮12g，山药12g，丹皮9g，朱茯神15g，炒泽泻18g，酒白芍15g，川芎6g，当归12g，天麻15g，菊花9g，生龙骨（先煎）24g，黄芪18g。

七剂，水煎，分三次服，每日一剂。

本方连服七剂，头痛缓解，痴呆渐轻，入夜可寐一二小时，饮食稍增。继以本方合甘麦大枣汤进退用药两月余，头风痼疾告愈。

诊治心得： 头风一证，外感内伤均有之。经云："头痛巅疾，下虚上实，过在足少阴，巨阳，甚则入肾。"又谓："肝病者，气逆则头痛。"中医学认为，头为诸阳之会，六腑清阳之气，五脏精华之血，皆朝会于上巅顶。天气所发，六淫之邪，人气所变，五贼之运，皆能犯上而为患。古人治头风，每喜用风药，以高巅（头）之上，唯风可到。但脉症仍须详辨，不可知其一，不知其二。本案为下虚上实，气乱于上之候，非一般风药所宜，故治疗法则按上病下取，滋肾养肝，益气生血以息风为治。顽痼之疾，仅两月而获愈，非偶然也。

胁　痛

香附旋覆花汤治痰饮胁痛

江某，女，50 岁。

因患外感服发表药后，头痛寒热已去，咳嗽气急，时吐漉痰，咳时牵引胁下疼痛，苔薄白，脉弦细。病属痰饮流注，法宜蠲饮通络，拟香附旋覆花汤加减：

生香附 12g，旋覆花（布包熬）9g，苏子霜 9g，橘皮络各 6g，法夏 15g，白茯苓 12g，生苡仁 15g，炒白芥子 6g，醋炒延胡索 12g。

三剂，水煎，分三次服，每日一剂。

药后咳嗽减，气不急，胁不痛。嘱续服三剂以巩固疗效。

诊治心得：本案为痰饮流注证。经云："邪在肝，则两胁下痛。"又云："肝病者，两胁下痛，引少腹。"肺为咳，但咳嗽一证，又非独肺有之，五脏六腑皆能令人咳。故咳嗽而见胁痛之证，与肝经关系极大，香附旋覆花汤，疏肝逐饮，理气通络，痰饮流注得之，此为对证之方，故服之胁痛咳嗽两解。

柴胡疏肝汤治肝郁胁痛

许某，女，35 岁。

患者素体瘦弱，又多情志忧郁，动辄易怒易恼。近患两胁疼痛，左胁尤甚，痛时拒按。苔少，舌红，六脉细弦，病系肝失条达，气机不舒所致。法宜疏肝解郁，拟柴胡疏肝汤加味：

醋炒柴胡 9g，醋炒陈皮 6g，川芎 4.5g，炒枳壳 9g，酒炒白芍 12g，川郁金 12g，炙甘草 3g，醋炒延胡索 12g。

三剂，水煎，分三次服，每日一剂。

药后胁痛顿除，精神亦爽。嘱续服逍遥丸以调理之。

诊治心得：本案为肝郁胁痛证。胁者，肝胆之区，肝为阴之尽，喜条达而恶凝滞；胆无别窍，喜升发而恶抑郁，故木郁胁痛，不可过用降气，使木益郁而痛愈甚也。尤其不可骤用补气之剂，即或气虚非补不可，亦宜补泻兼施，此治肝之要，不可不知。

一贯煎加味治肝肾阴虚胁痛

陶某，男，32岁。

述患肝炎已三年余，黄疸消退，饮食渐增。症见胁肋攻痛，有时如火灼状。胸腹膜胀，咽喉干燥，少津液，舌红无苔，六脉细弦，病为肝肾阴虚，肝气横逆。法宜滋阴，和肝，降火。拟一贯煎加味：

北沙参15g，麦冬15g，生地30g，当归9g，甘枸杞15g，炒金铃子6g，炒黄连3g，首乌12g。

三剂，水煎，分三次服，每日一剂。

药后胁肋痛减，无灼热感，咽喉不干燥。嘱续服杞菊地黄丸以滋养肝肾。

诊治心得：本案为肝肾阴虚胁痛证。肝为刚脏，内寄相火，火发则灼肺伤津，故咽喉干燥，舌无津液。肝气犯脾，则胁痛腹胀。方用当归首乌补血；生地、麦冬、沙参滋阴；川黄连、金铃子疏肝降火；枸杞子味甘色红多液，为护肝良药，大滋肝肾，故服一贯煎加味，滋阴降火而愈。

小柴胡汤加减治邪聚少阳胁痛

章某，男，41岁。

患伤寒少阳证，服小柴胡汤两剂，往来寒热已解，现已一周，唯胁下痛，腹部痛仍不愈，苔薄白，脉弦细。辨证为邪聚少阳之募。治宜疏肝利胆。拟以小柴胡汤加减：

柴胡9g，酒黄芩12g，生牡蛎（先煎）15g，法半夏12g，炒枳壳9g，甘草3g。

三剂，水煎，分三次服，每日一剂。

诊治心得： 本案为少阳胁痛证，故仍以小柴胡汤加减施治。少阳经脉循胁肋，胁下痞硬作痛，为邪聚少阳募原之候，故寒热休止而痛不解。方用牡蛎咸能软坚，以柴胡引之，能去胁下痞痛；加枳壳行气宽中，最散结郁，治胸胁腹间胀痛。胁腹痛由于少阳伤寒所致，仍以小柴胡汤加味治之，所谓解铃还须系铃人也。

控涎丹治两胁作痛

方某，男，50岁。

自述系一老咳嗽病人，每当冬季寒冷即发病。近又旧病复发，两胁痛厉害，咳嗽震动更痛，以至翻身、呼吸气俱牵引作痛。查肋间和心下胀闷，气短息促，动则身热汗出，舌苔白，脉沉紧。辨证为肺失清肃，水停两胁。法以攻逐水饮。方用控涎丹：

甘遂12g，大戟12g，白芥子12g。

上三味，共研极细末，米糊为丸，如绿豆大，每服0.3g。食后2小时，或临睡前红枣5枚煎汤送下。日2次，孕妇忌服。市上有成药，如无则照上方自制，将药末用胶囊装好，按照上列剂量为准，服时不能过量。

患者服药两天，泻下痰水甚多，胁痛喘咳俱减，继以五饮汤加减调理而安。

旋覆花（布包煎）6g，太子参6g，炒枳实6g，白术12g，白茯苓12g，炙甘草3g，法半夏12g，川厚朴6g，炒泽泻9g，猪苓9g，白芍12g，生姜9g。

诊治心得：本案为水停两胁作痛。水液积聚，非温利之剂所能除，故用攻逐法，使水饮下行。但攻下之剂，非体质虚弱者所能胜任，医者务须注意。本案患者，年虽五旬，但体禀坚实，故用之得效。饮，阴物也，积水不散，留而为饮，揆其所由，皆因气郁中州，水浆入胃，不能运化，随脏腑虚实而留着为病。初起夹风寒者宜汗。脾虚之人，饮停中宫，宜温理中焦。肾虚不能纳气归元，宜益火之源。饮之与痰，均为津液变化而成，饮者蓄水之名，自外而入，痰者肠胃之液，自内而生，其初各别，后则同归，故积饮不散，亦能变痰，是饮为痰之渐，痰为饮之所化，知此，则可以治痰饮矣。

腹　痛

芍药甘草汤治血虚腹痛

李某，男，50岁。

患者因腹痛入某院后，经检查未能确诊，须进一步继续观察。但腹痛日益加剧，服镇痛剂痛不减。病者家属要求服中药，以暂救燃眉之急，亦无碍于继续观察。予应邀往诊。症见腹痛不喜按，两脚屈伸不利，舌红，六脉弦。病属肝木侮土，血虚腹痛。法宜柔肝缓急，解痉镇痛为治。拟芍药甘草汤主之。

白芍药62g，炙甘草62g。

二剂，水煎，分三次服，每日一剂。

药尽两剂，腹痛止，两足屈伸自如而病愈。

诊治心得：本案为血虚腹痛证。白芍柔肝止痛，养血补阴。甘草缓急。与白芍配伍，甘苦化合，有人参之气味与作用，大补阴血。血得补而筋有所养，故腹痛足挛自愈。

逍遥散合失笑散加味治气滞血瘀腹痛

朱某，女，40岁。

患脘腹胀痛已两月余。痛时拒按，忧虑恼怒则痛益加剧，得嗳气或失气则痛减。妇科查，未发现问题。舌边缘有瘀点，苔薄白，六脉细涩。病属气滞血瘀，法宜疏肝理气，活血镇痛为治。拟逍遥散加减：

柴胡9g，当归9g，白芍12g，白茯苓12g，白术9g，薄荷3g，甘草3g，炒蒲黄6g，炒五灵脂6g，醋炒延胡索12g。

三剂，水煎，分三次服，每日一剂。

药后心情较畅，脘腹胀痛均减。嘱服逍遥丸以善后。

诊治心得：本案为气滞血瘀腹痛证。病因情志郁结，气血失调，肝脾不和，而脘腹胀痛。本方柴胡疏肝解郁；当归、白芍养血柔肝；茯苓、白术、甘草健脾和胃；薄荷芳香，以增强疏泄透达之力。更加失笑散之蒲黄、五灵脂以活血化瘀，配延胡索则镇痛作用更强。

四逆汤加味治阳衰感寒腹痛

舒某，男，50岁。

患者于晚上乘凉，夜深受寒，暴感腹痛，四肢发厥，腹部喜温怕冷，按之痛减。小便清长，大便稀溏，日三次，口不发渴；舌淡，苔薄白；六脉沉迟。病属素体阳衰感寒腹痛，法宜温阳散寒为治。拟四逆汤加味：

熟附片（先熬2小时）9g，炒干姜6g，炙甘草6g，炒吴茱萸3g。

两剂，水煎，分三次服，每日一剂。

药后手足转温，腹痛顿减，脉转缓和，阳气已复，嘱服理中丸以调理善后。

诊治心得：本案为阳衰阴盛，感寒气滞腹痛证，故用熟附片以温阳，干姜以散寒，加吴茱萸以止痛，甘草调和诸药，并以解附片、吴萸之毒。此种病，有时兼表证，身体疼痛、手足寒冷，腹中冷痛，宜用桂枝汤加附片以温阳，调和营卫，表里同治，四逆汤证重，桂枝加附子汤证轻，此其异耳。

通脉四逆汤加味治少阴肾气虚寒脐痛

何某，女，50岁。

脐中痛不可忍，喜按喜温。下利，手足厥逆。舌质淡，无苔。六脉微细欲绝。病因少阴肾气虚寒，法宜温通阳气，急拟通脉四逆汤加味：

炙甘草 9g，生附子（洗去盐，先煎 3 小时）9g，干姜 9g，白芍 6g。

两剂，水煎，分三次服，每日一剂。

药后厥愈，手足温和，脐痛止。

诊治心得： 本案为少阴肾气虚寒脐痛，证极险恶，治不及时，多不救，非大剂温阳通气，不能挽救垂危。此证，用药不力，则一线之残阳无挽回之望矣。阳微阴盛，医者宜快速处理，迟则偾事！

腰　痛

肾气丸合青娥丸治肾阳虚腰痛

施某，男，50岁。

患者腰疼痛已半年余，其痛悠悠，尚可忍耐。近则痛势加剧，腿足痿软无力，不能久立，更不耐远行；痛时喜手按摩，神倦气短，小溲清长，舌质淡，少苔，脉微弱无力。病属肾阳虚腰痛，治宜温补肾阳。拟肾气汤合青娥丸加减：

熟地24g，山药12g，净枣皮12g，丹皮9g，炒泽泻9g，白茯苓12g，肉桂末（分三次兑）3g，熟附片（先煎2小时）9g，补骨脂12g，炒杜仲24g，胡桃肉24g，桑寄生24g，延胡索12g。

三剂，水煎，分三次服，每日一剂。

药后腰痛减，腿足较有力。嘱续服八味地黄丸以巩固疗效。

诊治心得：本案为肾阳虚腰痛证。经云"腰为肾之府"，故腰痛属肾。肾为藏精之脏，如房劳伤精，精气不足，则气衰腰痛。肾气汤温补肾阳，青娥丸补肾强腰，健筋壮骨，故服之痛减病愈。

肾着汤治寒湿着肾腰痛

左某，男，40岁。

患者在水上服务有年，常作劳汗湿衣裳后，任其在身上自干。久之腰冷如冰，腰痛腰重如带五千钱。查饮食如故，小便自利，舌苔薄白微腻，六脉缓濡。病为寒湿着肾腰痛，法宜健脾以行湿，覆土以制水。肾着汤主之。

焦白术15g，干姜15g，炙甘草6g，制苍术9g，白茯苓15g。

三剂，水煎，分三次服，每日一剂。

药后腰冷减，痛亦大松。复诊：效不更方，原方进退续服六剂以竟全功。

诊治心得：本案为肾着腰痛证。患者长期在水上工作，寒湿之邪停滞于肾之外府，日积月累，已非一日，故腰部冷痛。若执腰痛一症专属肾虚之成见，徒事滋补肾元，而不细审病因，治必无效。肾着汤虽亦治肾，但重在健脾以行湿，覆土以胜水，取土能制水之义，非单一治肾也。

六味地黄汤治肾阴虚腰痛

顾某，男，50岁。

患腰痛已历三月，酸痛不能转侧，口干，少寐，五心烦热，大便干燥，小便黄赤，舌红无苔，六脉细数。病属肾阳虚腰痛，法宜滋补肾阴。拟六味地黄汤加味：

生地24g，净枣皮12g，山药12g，泽泻9g，茯苓12g，丹皮12g，炒杜仲12g，牛膝12g，炒续断12g，补骨脂9g，淡肉苁蓉12g。

三剂，水煎，分三次服，每日一剂。

药后腰痛减轻，能转侧翻身，五心烦热除，大便如常。嘱续服六味地黄丸以调理善后。

诊治心得：本案为肾阴虚腰痛证。经云："腰为肾之府，转摇不能，肾将惫矣。"肾阴虚损，阴亏阳旺，虚火上炎，形体消瘦，宜壮水之主以制阳光，用六味地黄汤加味滋阴补肾，阴复而腰痛自愈。

活血舒络汤治瘀阻经络腰痛

孟某，男，50岁。

患者因抬石头过重，用力过猛，挫伤腰胁，腰部常感疼痛，有时屈伸腰背，或左或右转身，其痛更甚，又或天阴将雨，痛益加甚；舌微红，有瘀点，脉弦。辨证：瘀留经络，气机不宣。治法：活血祛瘀，理气舒络。拟活血舒络汤治之。

当归 12g，赤芍 12g，木通 9g，桑枝 31g，醋炒延胡索 12g，炒续断 12g，炒枳壳 12g，川朴 9g，广木香 6g，炙乳没各 9g。

三剂，水煎，分三次服，每日一剂。

药后得效，腰痛大减，屈伸微感不适，已能转侧。嘱将原方配四剂，用干酒二斤，泡为药酒，每次服一小酒杯，早晚各一次，以调理之。

诊治心得：本案为闪气血瘀腰痛证。石工强力劳动过重，多有闪气血瘀，腰部受损证。得此病后，往往有经年不愈者，若不及时治疗，多成慢性挫伤痼疾，故需用药酒长服调理善后。

郁　病

越鞠丸治气郁食滞肝胃气痛

刘某，女性，55 岁。

有心气痛病史。素体虚弱，经常感冒，饮食偶一不慎，即易引发旧疾。一月以来，因气痛发作，内服高良姜汤、理中汤，并吞服蒙桂末、沉香末无效。同时外用小茴香、吴茱萸各 31g，炒热熨痛处，并拔火罐，痛均不减。后去某西医院诊断为胃病，服胃舒平治疗，痛仍不减，乃就予诊治。诊得六脉沉涩微弦，舌苔薄白，胸脘痛，拒按，腹胀，嗳腐吞酸，呕吐恶心，不能饮食，日轻夜重，阵阵发作。患者胸脘痛拒按，嗳气吞酸，为郁久化热，非胃寒虚证。呕吐恶心，不能饮食，伤食恶食，内有积滞，亦极显然。痛非虚痛，古无补法，故用理中非宜。痛时阵阵加剧，而非绵绵不休，其为热痛而非寒痛，故高良姜汤温寒理气亦无效。探索病因系起于食糯米制品，又复吵架生气，证属气郁食滞。疏方用越鞠丸加味以行气解郁，健胃消食为治。

制香附 12g，制苍术 9g，抚川芎 9g，焦山栀 9g，炒建曲 9g，广木香 6g，炒楂肉 9g，小酒曲 1 粒。

一剂，水煎，分三次服。

药后痛止进食。

本方重在理气，气顺则郁解，故以香附开气郁为主，佐广木香以行气镇痛，气郁则生湿，故以苍术燥湿。湿郁久则化热，故以焦山栀清热。气滞血亦滞，故以川芎调血。血凝则食亦滞，故以建曲化滞，复佐以山楂、小酒曲，则清食之力倍增，而小酒曲一味，更为消糯米食之特效药物。

巴蜀名医遗珍系列丛书

逍遥散加味治暴怒伤肝寒热往来

卢某，男性，36 岁。

患者自述患病已三日，阵阵发热恶寒，寒则打抖，热则去衣，似疟非疟，似外感非外感，头痛目眩，两胁疼痛，口苦心烦，口干不欲饮，舌质微红，脉弦而虚。曾服治感冒药两剂，病未减，而胁痛加剧。此病类似少阳柴胡证，但无往来寒热，有似太阳伤寒证，但发热恶寒有时，而不项强，亦非太阳定局，服发表药而病未减，实非三阳表证。夫治病求本，服药不效，必别有由，乃进一步询其发病经过，病前曾与邻居口角，愤怒生气，此病之因，即起于暴怒伤肝，怒而气上，故现似疟非疟，似外感非外感之象。肝为刚脏，性急善怒，易动难静，条达则顺，郁则火动而诸病生。故其现证，发于外则阵阵寒热，发于上则为头痛、目眩、口苦，发于中则为胸胁苦满、心烦，尤其是胁痛。此病既非外感，亦不是疟疾，乃情志不遂，肝郁火旺血虚之证。法宜舒肝解郁，调和肝脾，拟逍遥散加味治之：

柴胡 9g，薄荷 3g，当归 9g，酒炒白芍 12g，白茯苓 9g，白术 9g，陈皮 6g，甘草 3g，丹皮 6g，焦山栀 9g。

三剂，水煎，分三次服，每日一剂。

药服三剂，病即渐减，又连服三剂，诸恙悉平。

本方用茯苓白术以培脾土，佐陈皮以理脾气；用当归、白芍和营以养肝，薄荷解热；甘草和中；加丹皮、山栀以泻肝火；柴胡疏肝解郁，所谓木郁达之也。

半夏厚朴汤治气郁痰结梅核气

贺某，女性，50 岁。

患者有高血压史，素体阴阳两虚，而以阳虚较为显著。经常头晕目眩，寐少纳差。近觉吞咽不利，喉有堵塞感，疑为胃癌，透视检查，胃肠无实质性病变。又疑为喉癌，去五官科检查，亦未发现问题，乃就诊于予。患者感喉中梗阻有如炙脔，吞之不下，吐之不出，时咯痰涎，饮食难于下咽，食入自觉先在咽中，未能入胃，后梗在喉中，如噎如膈，如痹之状。舌苔淡薄，六脉沉滑，右关搏指。此原患者素来情怀抑郁，体禀阳虚，因服苦寒泻肝之剂。损伤胃气，阳气被郁，寒邪乘肺，气郁痰结，故食难下咽，乃梅核气也。法宜解郁散结，降逆祛痰。拟半夏厚朴汤加味：

姜半夏 9g，川厚朴 9g，白茯苓 12g，老生姜 5 片，苏叶 6g，制香附 9g，煅海浮石 6g。

三剂，水煎，分三次服，每日一剂。

药服三剂，即能勉强进食，食可下咽。复诊：一周之内，又连服六剂，病即告愈。

并嘱其勿受凉，勿食寒凉之物。尤须心情舒畅，善自将息，以免复发。

本方以半夏降逆祛痰，厚朴解散结气，茯苓理脾消痰涎，生姜和胃气，紫苏辛香解郁，加香附佐紫苏则解郁更力，加海浮石佐半夏则消痰之力更强。郁散，气调，痰消，则凝结自化。

甘麦大枣汤合白金丸加味治脏躁

周某，女，42 岁。

患者之夫代述：昨日起寡言，惊狂乱走，夜间不寐，通宵在房中徘徊，时哭时笑，神志不清，不欲食，时咳稠痰。查苔薄白，脉弦。脉症合参，结合病史，属肺脾两虚，心血不足，阴津亏耗，痰热内结为患。合病咳嗽，痰稠惊狂，恐有肝风内动之虞。法宜补养心脾之中，佐以平肝清肺，祛痰宁神为治。甘麦大枣汤合白金丸加减：

大枣（去核）9g，浮小麦62g，甘草15g，郁金9g，枯矾6g，炒枣仁18g，朱茯神12g，银柴胡12g，钩藤9g，朱砂安神丸（分三次吞服）31g。

一剂，水煎，分三次服。

药后当夜睡眠片刻，仍不语，足蹈，咳嗽微喘，吐稠痰，不欲食，苔白，微腻，脉弦。仿丹栀逍遥散用药，取重镇平肝，祛痰宁心为治。

银柴胡12g，甘草31g，钩藤9g，白芍18g，当归9g，浮小麦62g，大枣（去核）9g，丹皮6g，栀子6g，天竺黄6g，珍珠母62g。

一剂，水煎，分三次服。

药后神志较清，可语，能食，夜寐正常。

三诊：自诉头昏胀，小便涩，咳嗽喉干痒，耳鸣，时欲外走，舌苔薄白，脉略弦。仍守上方加减，加服牛黄清心丸粒，以清心包痰热。

浮小麦62g，甘草31g，大枣（去核）15g，钩藤12g，白芍24g，银柴胡12g，当归12g，栀子9g，丹皮9g，天竺黄6g，朱茯神18g，牛黄清心丸一粒。另服。

一剂，水煎，分三次服。

药后自诉头不昏胀，小便畅利，咳嗽喉干减，不欲外走，舌脉同前。继以原方去牛黄清心丸，续服三剂，病愈。

诊治心得： 脏躁之病，《金匮要略》已有评述。本案治则以补脾气、养心血为主，清肺平肝，豁痰疏郁为辅。旨在令脾气上输于肺，肺阴充则内足以灌百脉，外足以输精皮毛，内外通达。气机舒畅，无抑郁不和之气，而心气得养，精神乃复于常态。本案始终以甘麦大枣汤缓急以养心脾，佐以清肺平肝豁痰之品，七剂而愈。临床实践证明，甘麦大枣汤虽平淡无奇，确具实效，幸勿忽视。

附：郁证论治

郁证是气机郁滞所引起的疾病的总称。历代医家对郁证，有不少论述，如《素问·至真要大论》有"诸气膹郁，皆属于肺"的病理和病机分析，《素问·六元正纪大论》有"木郁达之，火郁发之，土郁夺之，金郁泄之，水郁折之"的五郁论治。后世医家对郁证的阐发，莫过于朱丹溪、张景岳两家。而丹溪之论郁在临证时尤切合实用。何谓郁？滞而不通，或结而不舒之谓也。何谓郁证？就是人身气血失调，结聚不通而发生的各种病变。朱丹溪曾说："百病皆生于郁。"可见郁之为病，掺杂在各种疾病之中，涉及面相当广泛。人身百病，千变万化，不可穷诘，但中医认为不病于气，即病于血，如其气血平和之时，则百病不生。《丹溪心法》说："气血冲和，万病不生，一有怫郁，百病生焉。"《云笈七签》说："户枢不蠹，流水不腐。"意谓运动不息，故不蠹不腐。人身亦然，气血调和即无病，一有郁滞，则当升不升，当降不降，当变化不变化，因而就病变百出了。

郁之为病，不外七情和六淫两个方面，七情之邪，如怒伤肝则气上，思伤脾则气结之类。六淫之郁，如寒邪之郁于营卫，风寒湿三气杂至合而成痹之类。内伤之郁，多系情志不遂，外感之郁，总由邪不解散。气本无形，郁则气聚，聚则似有形而实无质。郁证的表现比较复杂隐微，不是那么显而易见。由于气郁则生湿，湿郁则生热，热郁则生痰，痰郁而血不行，血郁则食不化，而为胸膈似阻，心下虚痞，脘闷腹胀不食等症。这一系列的病情演变过程极为复杂曲折。又兼郁证形成一般患者都不自知，医生亦往往忽视，有久病而生郁者，则为前病所惑；有郁久而生病者，则为近病所迷；有因服药杂乱而成郁者，则为药误所混，很难洞悉郁证症结之所在。因此，郁证是说理易，实践难。治郁证务要遵守《内经·至真要大论》："谨守病机，各司其属，有者求之，无者求之，盛者责之，虚者责之，必先五脏，疏其血气，令其调达，而致和平。"这就是说，首先要把疾病的病理弄通，治病求本，才能很好地解决治疗问题。郁证的治疗法则，《内经·六元正纪大论》已启其端，所谓木郁达之等五郁治法，这仅是一个原则性的提示，即按达、发、夺、泄、折五法去治，未必能尽获全功。因为郁证涉及面广，治郁之外，则气郁必先理气，湿郁必先燥湿，热郁必先清热，痰郁必先祛痰，血郁必先行血，食郁必先消食，或一法单施，或二法并行，或数法兼用。在郁证外如有其他兼证，当随证施治，则更为全面。

疟 疾

小柴胡汤治少阳正疟

程某，女，30 岁。

患疟疾已六日，间日一发，已发过三次。明日又当期，曾服截疟药未止，特来服中药。症见寒多热少，先冷后热，打呵欠。发作后头痛如裂，口苦恶心，汗出热退，苔薄白，脉弦。辨证：少阳正疟。治法：和解截疟。处方：小柴胡汤加味：

党参 12g，柴胡 9g，法夏 9g，酒炒黄芩 9g，甘草 3g，生姜 6g，大枣 6g，酒炒常山 9g，姜汁炒草果仁 6g，广藿香 9g。

一剂，水煎，分三次冷服，未发前一小时服。

药服一剂，疟即止，未再发。复诊用调理脾胃之剂以善后。

诊治心得：本案为少阳正疟，故用小柴胡汤加味治之而愈。疟疾之发，为感染疟原虫所引起。其病理病机，为邪气侵入人体，伏于半表半里，出入营卫之间，正邪相争则发病，正邪相离，邪气伏藏则发作休止。疟之病理病机与少阳若合符节，故用小柴胡汤加味治之。若疟疾日久，时作时止，食少，面色萎黄，舌淡，脉细无力，治宜扶正为主，宜用何人饮：制何首乌 12g，制党参 12g，当归 9g，川陈皮 6g，生姜 6g。如久疟阴虚，夜热早凉，形体瘦削，舌绛无苔，治宜育阴清热，宜青蒿鳖甲汤加减：青蒿 9g，鳖甲 15g，生地 15g，知母 9g，丹皮 9g。

桂枝汤加味治风疟

况某，男，41 岁。

患者述于春二月感冒，发热恶风，自汗出，头痛，心烦。就某中医诊视，脉浮大，发热，汗出，心烦，诊为外感风热，投银翘散三剂未效。继进白虎汤二剂，仍发热汗出，病不解，今已六日，病情有增无减。予细询其现有症状曰：仍汗出恶风，阵阵发热，发一阵即止，次日又再发，心烦不安。切脉：浮大无力。视舌：苔薄白，舌质不红。予曰：脉大无力，发热汗出而口不渴，发有定时，病非外感风热，亦非热入气分，银翘、白虎，药不对症，是以无效。脉症合参，病似桂枝证，但发热有时，又非太阳中风正证，乃春季之"风疟"也，病虽不同，病机则一，异病同治，以桂枝汤加味治之：

桂枝 9g，白芍 9g，炙甘草 6g，酒黄芩 9g，生姜 9g，大枣 5 枚。

三剂，水煎，分三次服，每日一剂。

药后第二日不复汗出，第三日发热止，病得以愈。

诊治心得： 本案属风疟，亦桂枝汤之变证。桂枝加黄芩，又名阳旦汤。古人用本方治太阳中风证，恐其辛温过热，尝加黄芩为佐，风疟加黄芩，借以清少阳之火也，用意各别。

秘传化疟丹加味治温疟

张某，男，44 岁。

当抗日战争时期，重庆遭日机大轰炸，市民日间奔跑于烈日之下，夜间伏匿于防空洞中，以避敌机。是时市民患温疟者不乏其人。患者来诊自诉：先寒后热，热重寒轻，头痛身热，烦躁汗出，口渴喜饮，睡卧不安。小便黄，大便正常。查：舌红，苔微黄，六脉弦数。

辨证：暑热内伏，凉邪外束，引发为温疟。

治法：清暑生津，解热化疟。

处方：秘传化疟丹加味。

真密陀僧（煅）（研极末，吞服）3g，生石膏 30g，炒知母 18g，甘草 6g，青蒿 15g，黄芩 12g，枳壳 12g，茯苓 15g，法夏 12g，水竹茹 12g。

三剂，每日一剂，水煎，病发前一小时服。

诊治心得： 疟之发病，现代医诊为疟原虫所致。先医缺乏化验检查，谓"无痰不成疟"，无"积不成疟"，亦有谓为有虫者。中医治疟，单方验方，不计其数，总以辨证论治为准则。初起宜疏邪消导，日久宜养正调中，或涤痰，或消食，或杀虫，随证施治，无一定法。在抗战时期，患疟者多，煎药殊感不便，曾以师授秘方单用，或配合汤剂服之，多收良好效果。本案患者服药未尽剂而愈。今录此案，特将秘方公开于世，以备治疟之用。方中密陀僧一药，性平，味咸，功能祛痰、消积、绝疟，一药而三善备，故为治疟妙剂。唯药性咸寒，中寒无实邪者禁用。单用密陀僧末吞服，以疟疾三发后为佳。

Ⅱ
妇产科

月经不调

四物汤加减治阴血虚损月经不调

王某，女，28岁。

近三月来月经不调，周期总是超前。症见经色鲜红，量不多，持续期间达六七日之久，手足心烦热，口干唇红，午后潮热，舌质红、少津，六脉细数。病属阴血亏损致月经愆期，治宜养血育阴。拟四物汤加味：

熟地12g，炒白芍12g，当归9g，女贞子15g，旱莲草15g，地骨皮12g，北沙参15g，炙龟甲12g。

三剂，水煎，分三次服，每日一剂。

药后，午后潮热及手足心热大减。复诊守原方化裁续服三剂。嘱继服八珍益母丸一月，下月经期必应期而至。后果如所言。

诊治心得：本案为阴血虚损月经先期证。周期提前，色鲜红量少，质清稀，是为血虚阴亏之候。此种病在妇科颇为多见，看来极为平常，无关紧要。但治之失其机宜，极易致误，如认为血热而月经提前，投以知母、黄柏、生地之类，必导致胞寒而经闭，如认为血虚经少，而投以当归、黄芪、川芎温补气血之剂，则阴愈亏而血热愈炽。本方养血育阴并施，为治虚热月经超前之良剂。

四物汤加味治寒凝血滞月经失调

苟某，女，30岁。

月经错后已半年，未加注意。近两月来，经量越来越少，色暗淡不红，质稀薄，有腥臊气，身畏寒，手足冷，小腹冷痛，喜按，得热熨则痛减，面色苍白少华，口淡无味；舌质淡，苔白润，六脉沉迟无力。病属寒凝血滞，月经失调，治宜理血散寒。拟四物汤加味：

熟地 15g，川芎 12g，当归 12g，酒炒白芍 12g，陈艾叶 9g，肉挂末（分三次冲服）3g，炒小茴 4.5g，补骨脂 12g。

三剂，水煎，分三次服，每日一剂。

药后腹不冷痛，手足转温。复诊守原方增损，续服六剂。预言曰："下月周期即可对月。"已而果然。

诊治心得：本案为寒凝血滞，月经失调证，故用四物汤以理血行血；加肉桂、艾叶以散寒；补骨脂、小茴以温肾阳。月经不调，治在肝肾，以理血为主。古语谓"妇人病，四物良"，故多以四物汤加减化裁，灵活施用。推而论之，如血虚可加参、芪为圣愈汤；血热可加知、柏为知柏四物汤，血瘀可加桃红、红花为桃红四物汤；肝郁气滞，去地黄可加柴胡、香附为柴附四物汤。如此等等，难以枚举，唯在医者灵活化裁运用耳。

四物汤合失笑散加味治血瘀气滞月经不调

田某，女，35 岁。

月经不调已大半年，超前错后，无有定期。近一次周期，后延十日，经色紫暗，来血块，时而量多，小腹硬痛，拒按，以手扪之，有小包块。现已七日未来血块，但仍淋漓不尽，腹痛稍减，面色晦暗，舌暗红、有瘀点，脉沉涩而弦，证属血瘀气滞，月经不调之候，法宜理气化瘀。拟四物汤合失笑散加味：

生地 15g，川芎 12g，当归 15g，白芍 15g，炒蒲黄 12g，炒五灵脂 12g，山楂 12g，炒丹参 12g，桃仁 12g，红花 6g，制香附 15g。

三剂，水煎，分三次服，每日一剂。

药后腹痛大减，血淋漓不尽亦止。嘱下月经来时复诊。

诊治心得：本案为血瘀气滞，月经不调，故以四物汤合失笑散加活血化瘀理气之品为治。妇人病以月经不调为最常见，几乎十人而九均患之。施治之法，首在辨明寒、热、虚、实，以及在气在血之分，辨证不误，治亦甚易。世医每谓"宁医十男子，莫医一女人"。其实并非妇人病难医，以妇人胸怀狭窄，情志多郁，肝失条达，易见肝郁气滞之病，较之男子，病情复杂，不明乎此，是以难医耳。医者如能掌握妇人病之特征，辨证施治准确，又何难之有？唯月经一月方一至，本月服药，下月月经症状是否好转，将于下月周期时始得验证难以立见。但当月服药时症状随药而减，亦可预测下次月经之必将正常，可毋庸疑虑也。

痛 经

血府逐瘀汤加减治血瘀气滞痛经

池某，女，19 岁。

述每当月经来前一二日即小腹痛，极难忍受。初来时血块多，色紫暗，小腹扪之有块、拒按；来后三四日，痛随血块之下而渐减。经来常持续八九日之久，淋漓不尽，面色晦暗少华，口干不欲饮，唇色紫，舌上暗红，有瘀点，脉沉弦。病属血瘀气滞，治宜活血化瘀，行气镇痛。拟血府逐瘀汤加减：

当归 9g，桃仁 12g，红花 9g，炒枳壳 12g，赤芍药 12g，柴胡 6g，甘草 3g，川芎 6g，牛膝 12g，广木香 6g，醋炒延胡索 12g。

三剂，水煎，分三次服，每日一剂。

药后腰痛减，血止。嘱下月经来前，此方连服三剂，即无痛经之苦矣。

诊治心得： 本案为血瘀气滞痛经证。痛经患者颇不乏人，痛苦万状，剧痛时饮食俱废，坐卧不安。治痛方甚多，但效不显，予积数十年之临证实践，以血府逐瘀汤加减疗效较其他方剂为佳。方用四物汤加桃仁、红花，合以四逆散加桂枝、牛膝以彻上彻下。本案血瘀气滞，故去生地、桔梗二味；以气滞明显，故加广木香以行气，延胡索以止痛。一经加减，行气止痛，活血化瘀之功更为完善。

血府逐瘀汤加减治寒邪凝滞痛经

牛某，女，32 岁。

患者面色青白，神气怯弱，身畏寒冷，经行时下腹冷痛难忍，叫苦连天；痛时喜按，得热敷则痛势减轻；经行不畅，色暗淡，质稀薄，杂有小血块、口淡、胃纳不佳，舌质淡而不红，苔白润，六脉沉迟。证属寒凝气滞，法宜散寒化滞。拟血府逐瘀汤加减：

当归12g，桃仁12g，红花9g，炒枳壳12g，酒炒白芍12g，柴胡6g，炙甘草3g，川芎6g，牛膝12g，炒小茴香12g，肉桂末（分三次冲服）3g，炒吴茱萸4.5g，炮干姜6g，醋炒延胡索12g。

三剂，水煎，分三次服，每日一剂。

药后痛止，小腹无冷感。嘱下月经来前再服三剂，经行正常，即无痛经之患矣。

诊治心得：本案为寒凝气滞痛经证，故仍以血府逐瘀汤加减施治。因寒邪凝滞，去生地、赤芍之咸寒，加干姜、肉桂、吴萸之温散寒邪，小茴、延胡索以止痛，气行则血行，通则不痛，寒邪凝滞，得散寒行气之品治之，则痛经当自愈。血府逐瘀汤加减化裁，活用于痛经之因血瘀或寒滞者，均极有效。

巴蜀名医遗珍系列丛书

崩 漏

奇效四物汤加味治血崩

陈某，女，25 岁。

患者已婚。近半年来经血量多，如水下注，行坐均流，经色鲜红有块，腰腹不痛胀，头痛眼花，气下陷，心慌，纳少，时欲呕，面色㿠白；苔薄黄，舌质淡，脉沉弱。脉症合参，乃属心脾两虚，气血亏损之候。宜益气摄血，固护营阴为治。选奇效四物加味：

黄芪 31g，纹党参 15g，白芍 12g，当归 6g，川芎 6g，阿胶珠 12g，艾炭 12g，条子芩 9g，焦术 9g，甘草 6g，过路黄 31g。

二剂，水煎，分三次服，每日一剂。

药后血大减，能坐能行，崩象消失。惟头仍昏痛，心慌，气下陷，纳差，舌淡，脉缓弱。血崩初止，心血脾气尚虚，宜双补气血以善其后。用十全大补汤加减。

熟地 18g，当归 9g，川芎 3g，白芍 12g，纹党参 15g，白术 9g，白茯苓 12g，炙甘草 3g，天麻 12g，阿胶 12g，枣皮 12g。

三剂，水煎，分三次服，每日一剂。

药后血止，继以原方化裁调理，经行正常。

诊治心得：古人云"阴虚阳搏谓之崩"，乃言阴虚阳搏而致血妄行。本案患者阴阳两虚，中气不足，不能收敛其血，致奔迫下注而为病。治崩之法，初起宜止血以塞其流，中宜清血以澄其源，终宜补血以复其旧。此例治以益气摄血为先，双补气血善后，用药有法，收效颇捷。

血崩甚者为危急之症，如不能及时治疗，多有脱血之虞。方中草药过路黄一味，为笔者师传秘方，治血崩有特效，故本案仅投两剂，即见显效。

带 下

完带汤加减治脾虚寒湿停滞带下

何某，女，24 岁。

患白带一年多，初起不以为意，未就医治疗。近来白带增多，质清稀如米泔，有腥臊气，精神萎靡，身倦乏力，腰酸腹痛；舌质淡，苔白厚，六脉沉缓。病为脾失运化，寒湿停滞，带脉虚弱之候。法宜燥湿祛寒，健脾止带。拟完带汤加减：

土炒白术 15g，苍术 9g，山药 15g，陈皮 6g，炒车前仁 12g，炒荆芥炭 6g，酒炒白芍 12g，潞党参 12g，柴胡 4.5g，甘草 4.5g，白芷 12g，陈艾叶 12g。

三剂，水煎，分三次服，每日一剂。

药后带下减其大半，精神转佳。嘱续将原方加白鸡冠花 100g，再服六剂以竟全功。后两月随访，未复发。

诊治心得： 本案为脾虚寒湿停滞带下证。谚云"十女九带"，妇女患此证者最为多见。白带起于湿，脾虚运化失职，则湿浊停滞于内，带脉虚弱，则被湿邪所侵，因而白带，故又称带下。治疗白带，以健脾利湿为主，而利必须燥湿，健脾又必须补脾，故完带汤补泻兼施，照顾周到，加减化裁，曲尽其妙。本患者寒湿特甚，故加艾叶、白芷以散寒，则收效更速。

加味二妙散治湿热带下

郝某，女，35 岁。

患带下已久，时轻时重，带下呈黄色，黏稠如涕，有臭秽气，小腹胀痛，有灼热感，小便短涩，外阴部瘙痒；舌尖红，苔黄腻，六脉弦数。病属脾虚，湿热内聚，法宜清热利湿。拟加味二妙散治之：

苍术 12g，炒黄柏 12g，飞滑石 18g，白茯苓 15g，金银花 15g，白芷 9g，蛇床子 6g，甘草 3g。

三剂，水煎，分三次服，每日一剂。

药后湿热减，黄带转白，小便畅利。复诊用完带汤加减以善其后。

焦白术 15g，淮山药 15g，制苍术 12g，川陈皮 6g，炒车前仁 12g，炒荆芥炭 6g，酒炒白芍 12g，川柴胡 6g，生甘草 3g，银花藤 31g，蒲公英 24g。

诊治心得： 本案为脾虚湿热内聚带下证。带证有青黄赤白黑五种之多，然可归纳为寒湿与湿热两型，不必过于细分也。寒湿白带久治不愈，可成为慢性白带；湿热白带初起为急性，久治不愈，亦可转为慢性。治带多以脾胃二经为主，辨别虚实寒热为治。辨证施治，在乎人耳。

乳汁不通

自制归芪通乳汤治新产妇乳汁不通

王某，女，23 岁。

产妇夫代诉：患者素体强健，气血充沛，婚后一年产一男孩，娩后无他病。二三日后，觉乳胀不舒，乳汁不下。以吸乳器吸通之，使用二日无效，胀痛难忍，乳汁仍点滴均无。深恐乳胀过久，气血凝滞，气虚血弱，不能化乳，新生儿其何以堪？遂经友人介绍，乃求通乳良方。余据所述病情辨证为气血壅塞，乳汁闭结，故胀痛难忍。法宜调理气血，疏通经络为治。

处方：归芪通乳汤加减：

当归 12g，黄芪 15g，炒穿山甲 12g，通草 9g，炒丝瓜络 9g，路路通 9g，王不留行 9g，漏芦 9g，甘草 3g。

三剂，水煎服，日三次。

医嘱：本方每剂煎服后，剩余药渣煎水，用纱布一大块，折为双层，浸药水中，频频热敷乳房，以助药力。

药服两剂，依法行之，一日三服后，乳汁通，胀痛除。

巴蜀名医遗珍系列丛书

产后感冒

桂枝麻黄各半汤治产后发热

刘姓妇，产后感冒发热，经选用中西医治疗无效，已延三十余日，一直发热不解，头痛恶风，厌油纳呆，精神倦怠，四肢乏力，每热退之前，面微汗出，汗后热退身适，夜寐较差，大小便正常，舌质淡，苔薄白，脉微而缓。此产后体虚外感，延久失治，外邪拂郁于表不解之故。宜解表祛邪，调和营卫，微发其汗，桂枝麻黄各半汤主之。

桂枝 4.5g，酒炒白芍 4.5g，生姜 3g，炙甘草 3g，麻黄（煎去上沫）3g，大枣 12g，杏仁 3g。

一剂，水煎，分三次服。

本案患者，原曾服过荆防败毒散、逍遥散、当归补血汤、四君子汤等方，俱罔效。究之，实以产后气血两虚，百脉空疏，最易感受风寒之邪，而荆防辛温，刚燥伤正；逍遥散、补血汤、四君子汤治之，又均无补于解肌祛邪。桂枝麻黄各半汤，出自《伤寒论》太阳篇第 23 条，原文云："太阳病，得之八九日，如疟状，发热恶寒，热多寒少，其人不呕，清便欲自可，一日二三度发，脉微缓者，为欲解也，脉微而恶寒者，此阴阳俱虚，不可更发汗，更下，更吐也；面色反有热色者，未欲解也；以其不得小汗出，身必痒，宜桂枝麻黄各半汤。"本案虽非太阳之桂枝变证，但其病理病机相通：汗出热退，病欲外出，因势利导，故借本方扶正祛邪，小发其汗，而三十余日之病，一剂而愈。

桂枝汤治产后过服辛凉剂汗出不止

别姓妇，体素弱，产后十余日，衣着单薄，不胜风寒，感冒风邪，头痛发热，恶风汗出，厌油食减；舌质淡，苔薄白，脉浮缓。先是，医用银翘散，辛凉轻解，一二剂病无进退。某医认为病重药轻，第三剂遂加重剂量，是夜汗出不止，病益加剧，急邀予诊之，脉症如上述。谓曰：此本桂枝证，产后得此，亦可用桂枝汤解肌发汗，幸勿拘于产后禁用麻黄桂枝也！须知桂枝汤乃调和营卫，虽有桂枝之发，但有白芍之敛，二者配伍，相得益彰，何禁有之？遂以桂枝汤原方治之。

桂枝9g，白芍9g，炙甘草6g，生姜3g，大枣9g。

二剂，水煎，分三次服，每日一剂。

药进一剂，即汗止热解，二剂尽，外感全愈。按银翘散为辛凉之剂，轻用则拂郁阳气，风寒无由外泄；重用则伤卫气而汗出不止。幸卫阳未亡，桂枝证仍在，故用桂枝汤治之愈。

柴胡桂枝汤治产后太阳少阳合病

龚姓妇，初产后旬日间，时值夏月，炎感逼人，贪凉感冒，头痛，项背强痛，上肢冷痛，发冷发热，阵阵发作，胸胁胀满，厌油不欲饮食，微呕，口苦；苔薄白，脉浮弦。此产后太阳少阳合病，治宜太少并解，宜柴胡桂枝汤主之。

桂枝9g，白芍9g，炙甘草6g，生姜3g，大枣4g，柴胡9g，酒炒黄芩9g，党参12g，法夏9g。

三剂，水煎，分三次服，每日一剂。

本方连进三剂，外感及身痛俱解，饮食如常。按小柴胡汤为和解之剂，对气血虚弱之人，颇为适宜。所谓"血弱气尽腠理开，邪气因入"，实不啻为产妇外感注脚。孙思邈从正面提出用小柴胡汤治疗妇人产后外感，这完全是正确的，而且在临证实践中也是屡用屡效的。用小柴胡汤治疗产后感冒，其实在《金匮》妇人篇中第二条已启其端，不过那是用以治疗产后病郁冒，大便坚，呕不能食者，其症状虽有所不同，但从整个小柴胡汤的功效来讲，在于上焦得通，津液得下，胃气因和，身濈然汗出而解，故而完全适用于产后感冒。

小柴胡汤治产后气血虚弱感冒

宋姓妇，生产第二胎，身体素弱，胃纳欠佳。产后半月，忽外感发热，乍冷乍热，阵阵发作，额角痛，胸胁胀满不解，厌油，口微苦；苔薄白，脉弦。此产后气血两虚，腠理不固，外邪乘虚而入。治宜小柴胡汤加减以和解之。

柴胡 9g，党参 9g，当归 12g，川芎 6g，法夏 6g，酒炒黄芩 9g，甘草 3g，生姜 6g。

三剂，水煎，分三次服。每日一剂。

本方连进三剂，诸恙尽解。

诊治心得：用小柴胡汤治疗产妇外感，在一般情况下，脉症合参，确系小柴胡证，就可以放手应用。但必须牢记，有是症才可用是方，不可盲目乱投。本方用柴胡透半表半里之邪以解热，配黄芩以清里，解热之力更强；半夏、生姜，和胃降逆；党参、当归、川芎补气血，增强机体抵抗力；甘草和中，调和诸药，共奏扶正祛邪之功。

附：产后感冒论治

产后感冒，一般叫"月后寒"，与一般感冒有同有不同。所谓同者，就现象论，同是叫感冒；所谓不同者，因产后病人亡血体虚，和一般感冒有本质上的不同。历代医家对产后外感很重视，但因囿于"胎前宜清，产后宜温"之论，加之世俗有"胎前一笼火，产后一盆冰"之说，于是温补之说，甚嚣尘上。对于产后感冒，究宜如何施治，很少论及。查《金匮要略》第二十篇，论妇人产后病脉证治，其中第八条论产后中风持久不愈的证治，用桂枝汤解散表邪，调和营卫，可见表证仍用解表的治疗法则。谁都知道，邪之所凑，其气必虚，产后气血两虚，百脉空疏，很容易感受外邪，因此在治疗上，根据产后亡血伤津的特点，采用各种不同的治法，都必须照顾到气血和津液，这是一个总的原则。由于产妇亡血体虚，汗、吐、下三法均在所禁。因为亡血家不可发汗；产后妇人汗多，不可再汗以伤卫气；产后气血虚，胃气弱，亦不可吐、下以伤正气。但这些禁忌，都是就机体一方面而言，结合发病情况和具体体质条件，又不可守成而不知变。如产后篇第三条，病解能食，七八日更发热者，此为胃实，大承气汤主之。此为未尽的余邪与食相结合，因而成为腹满痛，不大便的胃家实，不可拘于产后血虚，当用大承气汤攻下而不用，以致贻误病机。于此可见，有是病即可用是药，所谓"有病则病受之"。只要正邪两个方面的矛盾处理适当，辨证论治不误，在产后汗下虽属禁忌，医生根据具体情况分析研究，仍可灵活应用汗法和下法。第八条用桂枝汤解肌发汗，第三条用承气汤荡涤实邪，便是产后汗下的一个例证。后医泥于产后宜温之说，死于句下，不能活看，对产后外感如何施治，不敢正视，大都闪烁其词，说来说去，多在生化汤一方上加减取舍兜圈子，少有从正面提出具体的治法。自《金匮》后，只有孙思邈在《千金方》中提出"妇人产褥中伤风，四肢苦烦热，头痛，与柴胡汤；头不痛，但烦，与三物黄芩汤。"又云："产后虚羸，发寒热，饮食少，腹胀等疾，增损柴胡汤。"此说出后，对于产后外感的治法，才有了比较明确的认识。但不少的人，对于习惯势力不敢决裂，仍死抱产后宜温之说不放，治疗产后外感，仍多袭三阳发表的败毒散辛温刚剂，或用加味生化汤以求立于不败之地，"医病不好还原病"，以图寨过。又或认为产后气血两虚，辛温发表有耗气阴，用银翘散辛凉轻取，冀图俸中，往往将表寒郁遏，久而难解。这是以药试病的办法，其结果均定不能解决问题的。

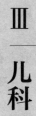

Ⅲ 儿科

麻　疹

麻杏石甘汤治麻疹内陷危证

郑某，男，5岁。

患麻疹已四日，往某医院西医儿科病房治疗，至第七日，病忽呈危象，乃邀予诊视。症见发热汗出，体温高达40℃，咳嗽目眵，鼻干无涕，大便日2～3次，稀溏样，小便黄少。视察疹点，头面已出齐，但胸背手足隐约稀少，疹色暗晦不红，呼吸促迫，声闻于室，鼻煽，烦躁；舌燥少津，脉浮数，指纹色紫。诊毕，予谓其家属曰：此病在中医为邪热（病毒）内陷，肺气壅遏，故喘促不止，疹点隐没不显，麻疹内陷，诚为危候！治宜清宣肺热，托毒外出，若得全身疹透，即可勿虞。疏方用麻杏石甘汤加味以救之。

麻黄4.5g，生石膏18g，杏仁9g，甘草3g，浮萍3g。

一剂，水煎，分三次服。

次日往视，谓服此一剂，今日已疹透喘平，疹点胸背及手足均已透出，颜色转红。如此危候，一剂即转危为安。因住院治疗，继用西药调理，未再服中药。

予师秘传一治麻疹秘方，药性和平，功效甚佳，特献出供参考——

麻疹解毒汤：

银花6g，连翘6g，薄荷3g，菊花3g，牛蒡子4.5g，净蝉衣3g，山楂4.5g，杏仁3g，象贝母3g，芦根6g。

本方确诊为麻疹后即可服，服至疹点出齐后再换下方——

清燥肃肺汤：

银花 6g，连翘 6g，菊花 6g，沙参 6g，浙贝母 6g，麦门冬 6g，生石膏 6g，鲜芦根 6g，生枇杷叶（去毛尖）6g。

疹后余热咳嗽，为小儿疹出后最麻烦之症，往往历久不愈，服此方即愈。

IV ── 五官科

鼻　渊

小柴胡汤治鼻渊

乔某，男，28岁。

自述鼻流浊涕已两月余，曾去医院西医五官科检查，诊断为鼻窦炎，内服西药，外滴药水，连续医治两周，效不显，特来服中药治疗。症见头痛鼻塞，流浊涕，有臭气；苔薄白，脉微弦。予曰：此病在中医名"鼻渊"，又名"脑漏"，乃胆移热于脑所致，法宜小柴胡汤加味以和解，病可速愈。

柴胡9g，京半夏6g，酒炒黄芩9g，甘草3g，香白芷6g，辛夷花（布包煎）9g，苍耳子9g，小木通6g，绿升麻6g。

三剂，水煎，分三次服，每日一剂。

药后病减其半，复诊守方续服六剂，鼻渊遂愈。

诊治心得：本案为少阳胆热犯脑，故又名"脑漏"。用小柴胡汤加味治之获效。

小柴胡汤加减化裁，在临床上应用极为广泛，医者可随证灵活施用，不必拘泥于寒热往来之主证也。

巴蜀名医遗珍系列丛书

喉　痛

桔梗汤加味治咽喉梗阻疼痛

陆某，女，40岁。

患者自诉：患咽喉痛已两月余，西医院五官科诊断为"慢性咽炎"，久治未愈，嘱其用中药治疗。继就诊于某中医院，以喉病日久，伤阴无疑，投以养阴剂，服一周后，病益加剧。后因友人李某之介，就诊于余。症见咽喉梗阻疼痛，吞咽困难，不红不肿，饮食减少，精神不振，舌淡红，苔薄白，六脉沉弱。

辨证：少阴客热，肺失宣达。

治法：清热解毒，宣达肺气。

处方：桔梗汤加味：

甘草30g，苦桔梗15g，马勃12g，杏仁12g。

三剂，每日一剂，水煎服。

诊治心得： 近患慢性咽炎者较多，中西医治法均乏显效。本案患者经西医院五官科确诊为慢性咽炎，苦无特效药，嘱用中药治疗。某中医院以阴虚火炎论治，养阴清热，肺气郁闭，客热不去，病益剧，亦为失治。甘桔汤为《伤寒论》方，原文第311条云："少阴病二三日，咽痛者，与桔梗汤。"《别录》云："桔梗疗咽喉痛。"甘草为咽痛专药，甘能缓急，须重用，故本方用30g。加马勃气味辛平以散热清咽，杏仁以清肺降逆，去客热，宣肺气，其效更速，数月之病，三剂而愈。"经方不可加减"宜活用，可加则加，可减则减，非定论也。

麻杏石甘汤治风火喉痛

金某，女，21岁。

1958年，予一夕值夜班，时已十一时，近邻一女工来急诊。发热汗出，喉痛，吞咽困难，艰于进食，口干欲饮，咯黄色黏稠痰；苔薄黄，舌边红，六脉浮数而滑。令张口视喉，红肿、有痰黏着。予曰：病属风火喉痛，急防烂喉痧之交。当急诊处理，余素不谙习，且对五官科更为外行，夜深不能配煎剂，又不便敬谢不敏，推去西医院，病重夜深，恐生他变，计无所出，因忆周凤歧之言："咽喉肿痛，因于风火者，宜麻杏石甘汤。"乃急投麻杏石甘合剂180mL，嘱其每次服30mL，4小时服一次，服时用开水炖热，去酒精气，24小时将药服完，以观变化。次日薄暮复诊，谓药水还有2次未服，但病松大半，已能进薄粥一小碗。病人嫌合剂不好吃，请另开煎剂处方。予曰：合剂还是要吃完，药已见大效，服完即可痊愈。并另拟养阴清肺之煎剂以调理善后。

巴蜀名医遗珍系列丛书

牙 痛

大补阴丸加味治肾虚阴火上炎牙痛

范某，女，40岁。

患牙痛已旬日，曾去某口腔医院诊治，先是内服药，无效，旋谓须拔去痛牙，彻底治疗。患者以上下大牙均作痛，恐拔不胜拔，遂来中医院服中药，以免拔牙之苦。症见满口上下大牙热痛，得冷水漱口痛稍缓，入夜疼痛更不可忍，脑如刀割针刺，想跳窗自尽，痛不欲生，连续三个夜晚无法入睡，舌质红，脉洪数。

辨证：虚火上炎牙痛。

治法：滋阴补肾。

处方：大补阴丸加味：

生地24g，炒知母12g，盐水炒黄柏12g，龟甲15g，淮牛膝15g，地骨皮12g。

三剂，水煎，分三次服，每日一剂。

药服一剂，牙痛减其大半，夜能入睡2小时。三剂服完，牙痛痊愈。嘱续服知柏地黄丸以调理善后。

诊治心得：本案为肾虚阴火上炎牙痛证。齿为骨之余，髓之所养，故齿痛属肾。牙痛不仅要治牙，更重在治肾。大补阴丸重用生地黄以滋肾补阴；补阴必先泻火，故用黄柏、知母以泻火，以保存阴液；龟甲潜阳；淮牛膝、地骨皮引火下行。此方治阴火牙痛为治本，确系有效良方，即知柏地黄汤亦不及此方之效速。予用此方治牙痛病，屡用屡验，治愈不下数十人，亦有患者去口腔医院将痛牙拔去，而痛仍不止者，就予诊治，仍以大补阴加减化裁服之而愈。阴火牙痛，本方可操十全之功。

清胃散加减治风火牙痛

李某，男，30岁。

患者上下牙作痛，牙龈红肿，不能咀嚼食物，腮肿而热，口出热气，有臭味，口渴喜冷饮，大便秘结，剧痛时以冷水漱口牙痛稍减；舌红，苔干黄，脉滑数。证属风火牙痛，法宜清火泻热。拟清胃汤加减：

生石膏62g，炒知母15g，丹皮12g，酒黄芩15g，生地黄24g，升麻6g，玄参15g，大黄6g。

三剂，水煎，分三次服，每日一剂。

药后牙龈肿消，痛减大半，大便解，腮肿亦消。继以玉女煎加减调理而安。

诊治心得：本案为阳明胃火炽盛牙痛证。齿属肾，足阳明之脉贯络于齿上龈，手阳明之脉贯络于齿下龈，故上下龈属胃。方用生石膏、知母、大黄、黄芩以泻火；生地、玄参以育阴；升麻载药上行并止痛，此治阳明胃火釜底抽薪法也。

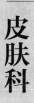

V

皮肤科

瘾疹

麻黄四物汤化裁治瘾疹

黄某，女，21岁。

患者发瘾疹，现代医学名"荨麻疹"（俗称风丹）已六日。服西药及注射药物治疗无效，且益重，遍体起红块，瘙痒难忍，心烦，彻夜不眠，小便热赤，大便正常，舌苔薄黄，脉浮数。证属风热相搏之候，宜祛风除湿，清热活血为治。用麻黄四物汤化裁：

麻黄（煎去上沫）3g，杏仁 9g，防风 9g，生地 24g，赤芍 12g，玄参 12g，土茯苓 15g，丹皮 9g，栀子 9g，黄柏 9g，银花 12g，归尾 9g。

三剂，水煎，分三次服，每日一剂。

药服一剂，白天发疹大减，但入夜犹痒；二剂后，四肢疹块大减，然身痒仍甚；三剂后，身痒渐轻，能寐，无瘙痒之苦。

四日复诊：疹块未发，仅皮肤微痒，仍宗原方增损用药，去杏仁，以荆芥易麻黄，白蜂蜜易土茯苓清理之。

荆芥 9g，防风 9g，生地 24g，赤芍 6g，白蜂蜜 93g，丹皮 9g，焦栀 9g，玄参 12g，黄柏 9g，银花 12g，当归尾 6g。

上方连服三剂痊愈。随访年余，未复发。

诊治心得：《金匮要略》云："邪气中经，则身痒而瘾疹。"又云："风气相搏，必成瘾疹。"病因风热或风寒客于肌肤，复遇湿邪相搏而成。风热多为赤块，湿冷多为白块。治疗宜当详辨，寒湿宜温，风热宜清。本案为赤疹，属风热，药症合拍，故连进六剂即告痊愈。白蜂蜜为治风丹良药，好酒或白开水调服有特效，故本方重用之。

巴蜀名医遗珍系列丛书

疣 子

硫黄散治面疣

向某，女，10 岁。

患者于半年前，面部突然发出疣子累累，初如粟米大小，不痛不痒，后渐长大如绿豆，其家长恐其有碍美观，乃携来就诊。疣为寒湿之邪为患，治忌寒凉降火之品。民间治法，多用腐蚀之品，如鸦胆之类。但若疣多则殊难见效，不如内服温燥之剂，扫尽寒湿之邪，一鼓即可荡平。硫黄散主之。

硫黄 1g，研极细末，用绿壳鸭蛋一枚，一端敲一小孔，将硫黄末置入搅匀，复将蛋孔封固，置饭锅内蒸熟，分两次食之，早晚各一次。

服上方一剂后，不旬日而满面疣子消灭于无形，本方无副作用，食之不可口而已。现患者已成人，面容光泽，无瘢痕，随访十年，未复发。

诊治心得：疣属皮肤科疾患，面部四肢均可发生，大者如葡萄，小者如粟米，成堆成串，甚不雅观。有人用剃头刀削去，旋复如故，少有根治之方。中医外科书亦语焉不详，考之《内经》有"手太阴之别，名曰支正，上腕五寸，虚则生疣。"之说。此病每由阴分受寒湿之邪所致，故治须温燥之品，硫黄为《本经》中品，气味酸温有小毒。徐灵胎谓："硫黄乃石中得火之精者也。石属阴而火属阳，寓至阳于至阴，故能治阴分中寒湿之邪。"可供参考。